W0313123

Inhaltsverzeichnis

Fett verbrennen am Bauch

Die besten Tipps für deine Bikinifigur!
Gesund und schnell abnehmen,
Stoffwechsel beschleunigen und
Bauchfett loswerden

Samira Eger
1. Auflage

Einführung

Für viele Frauen ist der Bauch eine der größten Problemzonen und oft zieht er (leider) auch mehr Blicke auf sich als andere Körperbereiche. Wer sich schön und begehrenswert fühlen will, kommt an der Körpermitte daher nicht vorbei: Eine schlanke Taille und ein flacher Bauch gehören zu den wichtigsten Voraussetzungen dafür.

Zum Glück lässt sich der Bauch in Eigenregie in Form bringen. Wichtig hierbei ist nur zu wissen, was die Fettpölsterchen am besten zum Schmelzen bringt. Die Geheimzutaten dafür sind neben genügend Bewegung und der passenden Ernährung vor allem auch gezielte Übungen, die deine Bauchmuskeln in Form bringen. Dies alles möchte ich dir in diesem Buch gerne vorstellen.

Keine Sorge, es geht nicht darum wie beim Bodybuilding die Muskeln gezielt hervortreten zu lassen und sich einen Waschbrettbauch anzutrainieren. Die Übungen sind vielmehr so ausgewählt worden, dass sie einfach und abwechslungsreich all die Muskelgruppen stärken, die rund um deinen Bauch für eine weibliche, schöne Form sorgen.

Du wirst um deine Körpermitte mehr Fett verbrennen und schlaffe Fettröllchen durch geschmeidige Muskeln ersetzen. Zeitgleich wird dir dieses Training mehr Gesundheit und Lebensfreude schenken. Denn kräftige Bauchmuskeln werden dich auch vor Haltungsproblemen schützen, dein inneres Bauchfett reduzieren, welches besonders schädlich für deine Gesundheit ist, und nicht zuletzt hilft dir das Bauchtraining dabei, die Lebenskraft zu entdecken,
die du aus deiner Körpermitte schöpfen kannst.

Lasst uns der Reihe nach beginnen: Was sind für dich die wichtigsten Gründe, sich einen schlankeren Bauch zu wünschen?

Der offensichtlichste Wunsch ist für die meisten Frauen das Aussehen.

Man fühlt sich mit einer schlankeren Taille einfach wohler und besser. Dabei soll es aber nicht darum gehen, so dürr wie manche Topmodels auf dem Laufsteg zu werden.

Ganz im Gegenteil: eine schlanke Taille und ein flacher Bauch haben den größten Reiz, wenn sie von den wohlproportionierten Rundungen von Brüsten, Hüfte und Po eingerahmt werden. Dies ist sogar wissenschaftlich erwiesen. Männer finden Frauen dann am attraktivsten, wenn das Verhältnis zwischen Hüfte und Taille stimmig ist, und dann wiederum sind auch die meisten Frauen am zufriedensten mit ihrem Körper.

Von daher ist es am wirkungsvollsten, wenn du zunächst einmal deinen Bauch und deine Taille in Form bringst.

Ein straffer Bauch ist mehr als nur ein Schönheitsideal. Aus gesundheitlicher Sicht gibt es gute Gründe, den Bauch nicht kugelrund werden zu lassen. Wissenschaftler fanden nämlich heraus, dass speziell das innere Bauchfett der Gesundheit sehr schadet.

Es kann Hormone produzieren, die den Stoffwechsel negativ beeinflussen. Außerdem steigt ab einem gewissen Bauchumfang das Risiko an Herz- und Gefäßkrankheiten sowie an Diabetes zu erkranken.

Das gilt selbst dann, wenn man eigentlich kaum Übergewicht hat, aber einen Bauchansatz mit sich herumträgt.
Deshalb gilt der Bauchumfang in der Medizin als wichtiger Indikator für das Risiko solcher Erkrankungen.

Körperfett ist nicht bei allen Menschen gleich verteilt. Bei Frauen wird das Fett meistens in den Zonen rund um den Po, Hüfte und Oberschenkeln eingelagert.

Dennoch kann sich das Bauchfett für Frauen als sehr gesundheitsschädlich entpuppen, vor allem dann, wenn sie ein kleines Fettpölsterchen am Bauch als nicht störend empfinden.

Das innere Bauchfett wird auch deshalb ignoriert, weil es wirklich nur am Bauchumfang zu erkennen ist. Oberflächliche Speckröllchen, die sich über dem Hosenbund befinden, bestehen aus unbedenklichem, aber unschönem Unterhautfettgewebe. Inneres Bauchfett dagegen liegt unterhalb der Bauchmuskeln und lagert sich rund um die inneren Organe ab. Dadurch bläht es den Bauch sozusagen von innen auf. Um lange gesund und fit zu bleiben, ist der Bauchumfang eines der wichtigsten Zeichen für deinen Trainingserfolg.

So misst du deinen Bauchumfang richtig:

Um deinen Bauchumfang zu messen, brauchst du lediglich ein Maßband.

Messe deinen Bauchumfang im Stehen und ohne Kleidung, am besten vor dem Frühstück.

Messe in der Mitte zwischen dem Beckenkamm, dem höchsten an der Körperseite tastbaren Punkt des Beckenknochens und dem unteren Rippenbogen, 1-2 cm oberhalb des Bauchnabels.

Atme leicht aus und lese das Ergebnis am Maßband ab.

Dein Bauchumfang sollte nicht mehr als 80 cm betragen. Das Gesundheitsrisiko ist ab einem Bauchumfang von 88 cm erhöht.
Diese Werte gelten unabhängig von Körpergröße, Alter oder anderen Faktoren.

Neben dem Wunsch nach Schönheit und Gesundheit gibt es noch einen weiteren wichtigen Grund, etwas für deinen Bauch zu tun, nämlich die Kraft, die du aus deiner Körpermitte schöpfen kannst.
Im Yoga wie auch in asiatischen Kampfsportarten wird einem beigebracht, dass sich im Bauch ein wichtiges Kraftzentrum befindet, das uns bei Bedarf stets mit neuer Energie versorgen kann, und dass der Bauch ebenso der Sitz der Gefühle ist.

Auch in unserer europäischen Kultur spielt die Körpermitte eine wichtige Rolle im Gefühlsleben. Kennst du das allseits beliebte Sprichwort: „Ich habe Schmetterlinge im Bauch“ oder „Eine Entscheidung aus dem Bauch heraus zu treffen“.

Die Intuition wird oft auch als „Bauchgefühl“ beschrieben. Im

Fernen Osten wie im Westen steht dabei die Erkenntnis im Vordergrund, dass unser Bauch eine zentrale Bedeutung für unser Leben hat. Nicht nur deshalb, weil seine Lage etwa in der Körpermitte ist oder im Bauch lebenswichtige Organe arbeiten, sondern weil der Bauch unser Lebensgefühl und unser Wohlbefinden maßgeblich beeinflusst.

Wenn du deinen Bauch dick oder unförmig findest, ihn am liebsten ignorierst oder ständig bekämpfst, wird es dir schwerfallen, in dir zu ruhen, zufrieden mit deinem Selbstbild zu sein oder deine wahren Bedürfnisse anzuerkennen und auszudrücken.

Ist dir vielleicht in der Vergangenheit etwas aufgefallen? Meist wird der Bauch gerade dann kugelrund, wenn man unglücklich ist oder ein Gefühl mit Essen zu bekämpfen versucht.

Das Essen mag zwar kurzfristig helfen, aber auf lange Sicht führt es nur zu nutzlosen, ungesunden Fettpolstern. Und das ist doch das Letzte was du willst, oder?

Das alles muss natürlich nicht sein.
Deshalb hast du schließlich dieses Buch gekauft. Durch regelmäßiges Training wird dein Bauch nicht nur schlank und straff, sondern es wird dir dadurch viel leichter fallen, Kontakt mit deiner inneren Mitte aufzunehmen.

Körpertraining, egal welcher Art, hilft dir, dein Körpergefühl zu verbessern, und ein Training gezielt für den Bauch hilft dir, dein Gefühl für deine Körpermitte zu verbessern.

Ich bitte dich, sei frei von irgendwelchen Klischees und probiere die Übungen in diesem Buch aus. Diese werden dir dabei helfen, nicht nur dein Bauchgefühl zu verbessern, sondern auch dein Lebensgefühl auf ein neues Level zu hieven.

Was du über deinen Bauch wissen solltest

Das Training mit den Bauchübungen ist relativ einfach, du kannst diese auch ohne Vorkenntnisse durchführen. Ein Basiswissen, wie deine Bauchmuskeln aufgebaut sind, und das Zusammenspiel zwischen verschiedenen Muskelgruppen, wird dein Vorhaben erleichtern und dir dabei helfen, die Übungen besser durchzuführen und auch im Alltag ein besseres Gefühl für deinen Bauch zu bekommen.

Wenn du deinen Bauch bisher vor allem als Problemzone wahrgenommen hast, ist es höchste Zeit, hier umzudenken. Dein Bauch ist, wie bereits erwähnt, eine Kraftzentrale deines Körpers, falls du ihm die Möglichkeit dazu gibst. Oft wird der Bauch getrennt vom übrigen Körper betrachtet - als der Bereich, der als Erstes auf deine Ernährungssünden hinweist. Dein Bauch kann jedoch viel mehr als du denkst.

Dein Bauch ist ein echtes Muskel- und Kraftpaket. Verschiedene Muskelschichten liegen hier übereinander, um den Körper zu stützen, die inneren Organe zu schützen und Bewegungen in verschiedene Richtungen zu ermöglichen.

In der Schwangerschaft erlauben diese es sogar, ein mehrere Kilo schweres Baby auszutragen.

Die Bauchmuskeln erfüllen täglich eine wichtige Aufgabe. Gemeinsam mit der Rückenmuskulatur und dem Beckenboden bilden sie ein stützendes Korsett, welches dein Becken und deine Wirbelsäule aufrecht hält. All diese Muskeln stabilisieren deinen Rumpf, während du gehst, sitzt, läufst oder springst. Sie entlasten die Bandscheibe und die Wirbelsäule, indem sie stets für eine optimale Haltung sorgen, solange sie gut in Form sind.

Haltungsschäden sind durch das ständige Sitzen weit verbreitet. Es gibt kaum jemanden, der im Laufe der Zeit nicht gelegentlich an Rücken- oder Nackenschmerzen leidet. Vielen Menschen ist inzwischen bewusst, dass starke Muskeln sie vor einer schlechten Haltung und den daraus entstehenden Beschwerden schützen. Meist denkt man dabei als erstes an den Rückenmuskel. Viele vergessen aber, dass erst das Zusammenspiel der Muskeln an der Körpervorder- und -rückseite für eine wirklich gute Haltung sorgen.

Dazu gehören auch die Bauchmuskeln. Sie sorgen gemeinsam mit den Beckenbodenmuskeln dafür, dass unser Becken nicht zu weit nach vorne kippt. Wenn das passiert, entsteht das bekannte Hohlkreuz, das den unteren Bereich der Wirbelsäule stark belastet. Das Gewicht eines schlaffen, vorgewölbten Bauches zieht den Körper nach vorne, sodass die Rückenmuskeln stärker dagegenhalten müssen.

All dies wirkt sich auf die oberen Körperbereiche aus, sodass das Zusammenspiel der Muskeln meist auch dort aus dem Gleichgewicht kommt. Die Bauchmuskeln arbeiten auch auf eine andere Weise mit den Beckenbodenmuskeln zusammen: der Beckenboden schließt den Rumpf nach unten hin ab und vor allem seine innere Schicht dient dazu, das Becken und die Wirbelsäule aufzurichten und die inneren Organe an Ihrem Platz zu halten.

Dabei wird er von den Bauchmuskeln unterstützt, denn je weniger der Bauch nach vorne hängt, umso leichter können die Beckenbodenmuskeln ihre Aufgaben erfüllen.

Gleichzeitig schützen die Muskeln der Bauchdecke die inneren Organe vor Stößen oder Schlägen von vorne. Je kräftiger die Muskeln sind, desto mehr halten sie aus.
Bauch- und Beckenbodenmuskeln arbeiten nicht nur gemeinsam, sondern lassen sich auch gemeinsam trainieren. Gerade wir Frauen sollten dies ganz bewusst tun. Die Bauchmuskeln können nämlich auch gegen den Beckenboden arbeiten, indem sie Druck nach unten ausüben. Da der weibliche Beckenboden nicht so belastbar ist wie der eines Mannes, kann ein unbedachtes Training eine zu große Belastung für ihn sein.

Ein geschwächter Beckenboden wiederum führt zu typisch weiblichen Problemen wie Organsenkungen oder Blasenschwäche. Der beste Schutz davor ist das Trainieren deines Beckenbodenmuskels!

Die Bauchmuskeln im Überblick

Die Bauchmuskulatur besteht aus mehreren übereinanderliegenden Schichten. Durch eine Übung wie etwa Situps werden vor allem die geraden Bauchmuskeln trainiert, der das berühmte Sixpack formt. Wenn du dir jedoch einen flachen Bauch und eine schmale Taille wünschst, solltest du auch die übrigen Muskelschichten gezielt trainieren. Denn erst wenn alle Muskelschichten ausgewogen sind, sorgen sie für ein rundum gutes Aussehen, gute Gesundheit und ein tolles Wohlbefinden.

Der gerade Bauchmuskel

Der gerade Bauchmuskel ist die am deutlichsten erkennbare Schicht der Bauchmuskulatur. Er verläuft in zwei Strängen vom Brustbein und den Rippenknorpeln links und rechts entlang der Körpermitte nach unten bis zum Schambein. Durch Querleisten ist er in mehrere Muskelbäuche unterteilt, die ihm sein waschbrettartiges Aussehen verleihen.

Zwischen den beiden Muskelsträngen verläuft die Linea alba, eine Sehnenplatte, an der die übrigen Bauchmuskeln ansetzen. Der gerade Bauchmuskel tritt immer dann in Aktion, wenn in Rückenlage der Oberkörper oder das Becken angehoben werden.

Die schrägen Bauchmuskeln

Diese Muskelschicht besteht selbst aus zwei übereinanderliegenden Schichten, den äußeren und den inneren schrägen Bauchmuskeln.
Die äußeren schrägen Bauchmuskeln spannen sich auf beiden Körperseiten jeweils von den Außenseiten der unteren Rippen zum Becken zur Linea alba.

Die inneren schrägen Bauchmuskeln verlaufen schräg dazu vom Darmbeinkamm zur Linea alba und zur Innenseite der unteren Rippen.

Dadurch können die schrägen Bauchmuskeln den Rumpf zur Seite neigen oder seitlich drehen. Gleichzeitig bringen diese Muskeln deine Taille in Form.

Der quere Bauchmuskel

Der quere Bauchmuskel bildet die tiefste Schicht der Bauchmuskeln. Er umgibt die Taille wie ein breiter Gürtel, da er von der Körperrückseite nach vorne zur Linea alba verläuft. Dieser Muskel zieht die Bauchdecke nach innen und sorgt so für einen flachen Bauch.

Er zieht beim Husten zusammen, und er ist für die Bauchpresse zuständig, die bei der Geburt und beim Stuhlgang hilft. Außerdem stabilisiert er den Rumpf und unterstützt Drehbewegungen zu den Seiten. Den queren Bauchmuskel sprichst du beim Training am besten an, indem du bei allen Übungen den Bauchnabel sanft nach innen in Richtung Wirbelsäule ziehst.

Wenn du den queren Bauchmuskel trainierst, solltest du den Beckenboden nicht vergessen. Denn wenn der quere Bauchmuskel den Bauch zusammenzieht, wird der Beckenboden einem erhöhten Druck ausgesetzt. Daher ist es wichtig, auch die Beckenbodenmuskulatur ins Training mit einzubeziehen.

Der Beckenboden

Der Beckenboden schließt das Becken nach unten hin ab. Er besteht aus verschiedenen Muskelschichten, die abwechselnd längs und quer zwischen den Beckenknochen verlaufen. Diese Muskeln sind oft starken Belastungen ausgesetzt und bei vielen Frauen geschwächt, besonders nach der Geburt eines Kindes.

Um den Beckenboden nicht zusätzlich zu strapazieren, ist es für Frauen ganz besonders wichtig, Ihre Bauchmuskeln mit Bedacht zu trainieren. Das wichtigste dabei ist, unnötigen Druck im Bauchraum zu vermeiden und die Beckenbodenmuskeln bei den Übungen ebenfalls zu aktivieren.

Dadurch werden diese wichtigen Muskeln gleich mittrainiert. Da ein starker Beckenboden die Haltung verbessert und die tieferen Schichten des Unterbauchs strafft, kannst du dich noch schneller über einen flachen Bauch freuen.

Einfach und gezielt trainieren

Auch wenn man es sich wünschen würde, ein flacher Bauch und eine schmale Taille lassen sich nicht einfach herbeizaubern - aber mit einem gezielten Training der Bauchmuskeln rücken sie schnell in greifbare Nähe. Egal ob du unter überflüssigen Pfunden leidest oder die Konturen einfach nur nicht straff genug sind, durch regelmäßige kurze Trainingseinheiten kannst du dich bald über eine wohlgeformte Körpermitte freuen.

Das Training beinhaltet wirkungsvolle Übungen, die sich besonders gut für ein solches Training eignen. Sie nehmen nur wenige Minuten in Anspruch und lassen sich leicht im Alltag unterbringen.

Du kannst demnach auch ganz ohne Fitnessstudio, teurer Ausrüstung oder einem Personal Trainer schnell sichtbare Erfolge erzielen. Wichtig ist einzig und allein, dass du am Ball bleibst. Denn ebenso, wie ein Bauch nicht von heute auf morgen dick wird, lässt er sich leider auch nicht über Nacht wieder in Form bringen.

Mit diesem Trainingssystem wird das Durchhalten aber um einiges einfacher. Die Übungen sind so kurz und einfach durchzuführen, dass sie auch im hektischen Alltag Platz finden, einfach zwischendurch oder aber auch in fest geplanten Pausen.

Damit dies gelingt, nutzt dieses Trainingssystem bewährte Techniken wie dynamisches und statisches Training. Diese einzelnen Übungen dauern nur rund eine Minute, sind aber dafür umso intensiver. Dabei werden die meisten Übungen in zwei Phasen durchgeführt.

1. Dynamische Phase:

In der Ausgangsstellung führst du vier langsame Wiederholungen durch. Dabei nimm dir für das Anspannen der Muskeln und für das Zurückkehren in die Ausgangsstellung jeweils vier Sekunden Zeit. Eine ganze Wiederholung dauert damit etwa acht Sekunden.

2. Statische Phase

Zum Abschluss der Übung gehe nochmals in die Endstellung und spanne die Muskeln kräftig an. Diese Spannung hältst du acht Sekunden lang ohne jede Bewegung, während du ruhig weiteratmest.
Die vier Wiederholungen der dynamischen Phase und die statische Phase dauern zusammen etwa 40 Sekunden. Kurz genug also, um sich danach noch etwas Zeit zum Entspannen zu nehmen. Das Wichtigste ist, dass du die Übungen langsam und bewusst durchführst.

Das Geheimnis dieses Trainingssystems ist, dass die Übungen im Zeitlupentempo durchgeführt werden. Langsame, bewusste Bewegungen erfordern wesentlich mehr Muskelarbeit und Koordination als ein schnelles, ruckartiges Training. Dies macht die Übungen intensiver und effektiver.

Gleichzeitig erlaubt dir das Zeitlupentempo, die Bewegungen bewusster durchzuführen und die Bewegungsabläufe korrekt einzuhalten. Dadurch ist das Training wesentlich schonender und die Muskeln werden in jeder Bewegungsphase optimal belastet.

Der Isometrie-Trick

Bei isometrischem Training wird die Muskelspannung für einige Sekunden ohne jede Bewegung gehalten, sodass die Muskeln statische Arbeit leisten müssen. Vor allem bei Fitness-Neulingen führt dieses Prinzip meist zu schnellen Erfolgen. Diese Technik wird auch in der statischen Phase genutzt, um das Training noch wirksamer zu machen.

Zusätzlich findest du im Praxisteil einige Übungen, bei denen rein isometrisch Muskelspannung aufgebaut wird. Sie sind besonders schonend und dabei ebenso effektiv!

Wann du besser nicht trainieren solltest

Wie bei jeder Form von körperlichem Training, so gibt es auch bei diesem Trainingssystem einige Vorkehrungen, die du unbedingt beachten musst.

Falls du Beschwerden im Bereich des Bauches, des Beckens oder der Lendenwirbelsäule hast, frage bitte deinen Arzt, bevor du mit dem Training beginnst.

Während und auch noch einige Zeit nach der Schwangerschaft gelten für das Bauchtraining besondere Regeln. Übe während dieser Zeit nur in Absprache mit deinem Arzt oder deiner Hebamme. Insbesondere sind Bauch-Übungen kein Ersatz für die Rückbildungsgymnastik, die nach der Geburt stets an erster Stelle steht.

Bei Herz-Kreislauf-Erkrankungen, Erkältungskrankheiten und akuten Infektionen gilt grundsätzlich, dass du auf körperliches Training besser verzichtest.

DAS hält den Bauch in Form

Bauch-Übungen sind sehr wirkungsvolle Helfer auf dem Weg zu einem schlanken und straffen Bauch. Sie sind jedoch kein Allheilmittel, denn selbst mit den besten Übungen lässt sich ein Lebensstil, der den Bauch unweigerlich wachsen lässt, auf Dauer kaum ausgleichen. Daher ist es wichtig zu wissen, wie das unerwünschte Bauchfett entsteht. Denn so kannst du schon mit kleinen Veränderungen im Alltag neuen Fettpölsterchen vorbeugen und dich noch schneller über einen wohlgeformten, straffen Bauch freuen.

Die häufigsten Ursachen für einen kugelrunden Bauch sind zum einen Bewegungsmangel und zum anderen die falsche Ernährung. Das ist vermutlich nichts Neues für dich. Wer sich einen schlanken Bauch wünscht, lernt meist schnell unzählige Sportprogramme und Diätvorschläge kennen.

Das ist zwar lästig, aber der Grundgedanke ist dennoch sinnvoll. Denn es gibt zwar noch weitere Faktoren, die den Bauchumfang beeinflussen, wie beispielsweise eine geerbte Veranlagung, altersbedingte Veränderungen im Stoffwechsel oder sogar Stress.

Dein Bewegungspensum und deine Ernährung sind die Faktoren, die sich am einfachsten verändern und beeinflussen lassen, auch wenn es manchmal etwas Überwindung kostet.
Der Trick dabei ist, nicht zu viel auf einmal zu wollen, sondern nach und nach kleine Veränderungen einzuführen und beizubehalten. Kleine Erfolgsfaktoren, die dir Schritt für Schritt dabei helfen, nicht nur einen flachen Bauch zu bekommen, sondern auch deinen Traumkörper zu erreichen.
Dafür benötigst du weder eine Crash-Diät, noch eine Premium Mitgliedschaft in irgendeinem Fitnessstudio in deiner Nähe.

Unser Körper wird durch die moderne Zeit schon genötigt, zuzunehmen. Die meiste Zeit des Tages sitzen wir. Dadurch verbrauchen wir weit weniger Energie, als wir beim Essen zu uns nehmen, und der Kalorienüberschuss wird als Fettpolster gespeichert. Diese wachsen umso schneller, je weniger wir uns bewegen.

Mehr Bewegung bekommst du alleine schon dadurch, dass du regelmäßig mit den Übungen in diesem Buch trainierst. Nutze außerdem jede Gelegenheit, die sich dir bietet, im Alltag aktiv zu sein und dich zu bewegen. Nehme die Treppen statt dem Lift, fahre Fahrrad statt Auto - jede kleine Bewegungseinheit zählt.

Wenn du zusätzlich sportlich aktiv werden möchtest, empfehle ich dir verschiedene Ausdauersportarten. Achte vor allem darauf, dass du eine Sportart ausübst, die dir Spaß macht. Falls Nordic Walking oder Joggen einfach nichts für dich ist, wirst du die Laufschuhe früher oder später an den Nagel hängen.

Mögliche Alternativen sind beispielsweise Radfahren, Schwimmen, Inline-Skaten oder Langlaufen. Beachte ebenfalls deine Leistungsgrenze. Wer sich sehr schnell überfordert, verliert auch sehr schnell jede Lust am Training.

Um deinen Bauchumfang in den Griff zu bekommen, musst du nicht beginnen, irgendwelche Kalorientabellen auswendig zu lernen. Dass eine Sahnesoße dicker macht als ein Salat, sollte hinlänglich klar sein. Natürlich gibt es auch Nahrungsmittel, die wegen Ihres hohen Kaloriengehalts besser nur selten auf dem Speiseplan stehen sollten.

Dazu gehören vor allem Fast Food, Softdrinks, Fettes und Süßes. Auch Light-Produkte sind mit Vorsicht zu genießen. Was du an Fett einsparst, steckt oft zusätzlich an Zucker drin. Der beruhigende Aufdruck „Light“ oder „Fettarm“ verführt dazu, mehr davon zu essen als nötig, so werden es aber dadurch oft mehr Kalorien als gedacht.

Wichtiger als die Auswahl der Lebensmittel ist, wie viel Kalorien du dir am Tag zuführst.
Nicht selten ist es der Fall, dass nur der regelmäßige Nachschlag den Bauch anwachsen lässt. Spüre in deinen Bauch hinein, um besser wahrzunehmen, wann der Magen ausreichend gefüllt ist, und höre dann mit dem Essen auf, egal wie lecker es auch schmecken mag.

Die Übungen im Buch werden dir dabei helfen, ein besseres Bauchgefühl zu entwickeln, sodass dir dies im Laufe der Zeit immer einfacher fallen wird.

Die wichtigsten Tipps rund ums Training

Die folgenden Informationen sind alles, was du noch wissen musst, bevor du mit den Übungen beginnen kannst. Alles Weitere findest du in den Übungsbeschreibungen. Bitte lese diese stets aufmerksam durch und beachte alle Hinweise, um die Übungen korrekt durchzuführen.

Am einfachsten lässt es sich in deinen eigenen vier Wänden trainieren. Dort bist du ungestört, und du findest sicher einen Platz, der dir genügend Bewegungsspielraum lässt. Auch wenn es verlockend ist - das Bett oder das Sofa sind in der Regel nicht der günstigste Ort zum Üben.

Diese sind normalerweise so weich, dass dein Körper regelrecht darin einsinkt und du viele Übungen gar nicht mehr richtig durchführen kannst. Falls dein Bett nicht gerade aus einem harten Futon besteht, führe dein Training am besten auf dem Fußboden aus.

Es ist ideal, wenn du während den Übungen nicht abgelenkt wirst und dich ganz auf die Bewegungen konzentrierst. Lüfte den Raum außerdem vor dem Üben kurz, um für genügend frischen Sauerstoff zu sorgen.

Da das Training so wenig Zeit beansprucht, kannst du es fast jederzeit in deinem Tagesablauf unterbringen. Den meisten Menschen fällt es besonders leicht, morgens oder am Vormittag körperlich aktiv zu werden.

Ebenso gut kannst du auch in der Mittagspause oder nach Feierabend eine kleine Trainingseinheit verüben. Grundsätzlich empfiehlt es sich noch, die folgenden Tipps zu beachten:

Alles, was du für die Übungen brauchst, ist ein wenig Platz und bequeme Kleidung.

Trainiere nicht direkt nach einer größeren Mahlzeit.

Lasse deinem Körper mindestens eine Stunde Zeit zum Verdauen, bevor du aktiv wirst.

Führe die Übungen nicht kurz vor dem Schlafengehen durch. Auch wenn du nur kurz trainierst, kommt dein Kreislauf in Schwung und du kannst höchstwahrscheinlich eine Weile nicht einschlafen.

Plane regelmäßige Termine für deine Workouts ein. Das hilft dir dabei, durchzuhalten und erste Erfolge zu erzielen. Natürlich kannst du zwischendurch jederzeit eine kleine Übung zusätzlich einlegen, so erreichst du dein Ziel noch viel schneller.

Das Wichtigste zum Schluss: Es ist nicht so entscheidend, wann du trainierst, sondern dass du es regelmäßig machst. Kurze, aber regelmäßige Workouts sind wirkungsvoller als nur gelegentliche lange.

Es ist ideal, wenn du zwei bis drei Mal die Woche trainierst. So haben deine Muskeln genügend Zeit, um sich zwischendurch zu erholen, und die Wirkung der Übungen wird bald sichtbar sein. Vor allem zu Beginn des Trainings neigen viele Menschen dazu, zu schnell zu viel erreichen zu wollen und der folgende Muskelkater verdirbt ihnen dann den Spaß am Weitermachen. Trainiere also von Anfang an weder zu oft noch zu selten, sondern in regelmäßigen Abständen.

Für das Training reicht es völlig aus, wenn du eine geeignete Unterlage hast. Du brauchst weder eine komplette Ausrüstung noch spezielle Kleider.
Falls bei einer Übung stehen sollte, dass du bestimmte Dinge benötigst, kannst du dich einfach in deinem eigenen Haushalt bedienen und jeweilige Gegenstände für das Training benutzen. Näheres erfährst du in den jeweiligen Abschnitten.

Achte bei deiner Kleidung darauf, dass diese atmungsaktiv ist und vor allem den Bauch nicht einschnürt. Außerdem wäre es von Vorteil, wenn du das Training in einer bequemen Kleidung durchführst.

Enge Hosen oder Blusen erschweren das Ausüben der Übungen. Falls du im Büro oder unterwegs üben möchtest, öffne nach Möglichkeit den Gürtel und alle einengenden

Kleidungsstücke und ziehe am besten auch die Schuhe aus.

Die meisten Übungen werden im Liegen durchgeführt. Um deinen Rücken und deine Gelenke zu schonen, verwende als Unterlage am besten eine Übungs-, Yoga- oder Isomatte, vor allem auf harten oder kalten Böden. Zur Not kannst du auch einen dicken Teppich, eine zusammengefaltete Decke oder ein großes Handtuch nutzen.

Schmerzen durch einen zu harten Untergrund können den Spaß am Training sehr schnell verderben. Daher lohnt es sich, eine geeignete Übungsmatte zu besorgen, die jeden Bodenkontakt gut dämpft und deinen Rücken schützt.

Achte auf die Signale deines Körpers. Du hast ein bestimmtes Ziel vor Augen: du möchtest dir in kurzer Zeit und mit wenig Aufwand einen schlanken Bauch antrainieren. Du hast mit diesem Trainingssystem ein hervorragendes Mittel gefunden, um diesem Ziel näher zu kommen.

Nun geht es darum, mit der richtigen Einstellung an das Training heranzugehen, denn wer die Übungen einfach nur abarbeitet oder sich zu verbissen ins Training stürzt, wird die Motivation nicht lange aufrechterhalten können.

Eine gute Beziehung zum eigenen Körper schützt uns normalerweise vor belastendem Verhalten. Dasselbe gilt für die Beziehung zu deinem Bauch. Du weißt bereits, dass er eine zentrale Rolle für dein Wohlbefinden und deine Gesundheit spielt und ein bewusstes Training wird dir dabei helfen, dies auch ganz konkret zu spüren

So wird es dir auch im Alltag leichter fallen, die Signale deines Körpers und besonders deines Bauches wahrzunehmen. Es wird dir schneller auffallen, wenn du ihn durch eine schlechte Haltung belastest, oder durch zu viel oder das falsche Essen.

Versuche während den Übungen immer, in deinen Bauch und deine Muskeln hinein zu fühlen. So bekommst du auch schnell ein Gefühl für deine Belastungsgrenzen, die du respektieren solltest. Ein leichtes Brennen in den Muskeln ist ganz normal, aber große Schmerzen sind ein Warnsignal.

Auch falls sich während einer Übung Unwohlsein, Schwindel oder Atemnot einstellen, brich diese sofort ab.

Du solltest für dich herausfinden, welche Intensität zu dir passt. Die Übungen in diesem Buch haben verschiedene Schwierigkeitsgrade. Je nach Trainingsstand kannst du dir so die passenden Übungen heraussuchen, welche dich fordern, aber nicht überfordern. Der Schwierigkeitsgrad ist bei jeder Übung angegeben:

> leichte und sehr leichte Intensität
>> mittlere Intensität
>>> hohe bis sehr hohe Intensität

Du kannst außerdem die Anzahl der Wiederholungen verändern oder die statische Phase am Ende der jeweiligen Übung verkürzen. Wichtiger als die Intensität ist aber die korrekte Ausführung. Verzichte deshalb darauf, möglichst schnell schwierige Übungen auszuwählen. Taste dich an deine Leistungsgrenze heran, aber überschreite diese nicht sofort.

Außerdem solltest du darauf achten, richtig zu Atmen während dem Training. Während du ausatmest, spanne deine Muskeln an, und beim Einatmen lockere die Spannung wieder. Im Rhythmus mit dem Atem fallen die Übungen um einiges leichter, und deine Muskeln werden so besser mit dem nötigen Sauerstoff versorgt. Achte auch darauf, deinen Atem immer ganz natürlich fließen zu lassen. Verzichte insbesondere darauf, die Luft anzuhalten, denn das treibt nicht nur den Blutdruck in die Höhe, sondern es erhöht auch den Druck im Bauchraum, was wiederum schlecht für den Beckenboden ist.
Vor allem in der statischen Phase der Übungen ist es manchmal nicht gerade leicht, ruhig weiter zu atmen, aber hier ist es besonders wichtig. Atme möglichst durch die Nase. Nur bei besonders anstrengenden Übungen kannst du auch durch die Nase ein- und den Mund ausatmen.

Dein Atem dient somit auch als Anzeiger, ob eine Übung zu anstrengend für dich und deine Bauchmuskeln ist. Weiche also im Zweifelsfall lieber auf eine einfachere Übung aus, wenn dein Atem allzu sehr ins Stocken gerät.

Die besten Bauch-Übungen

Den Bauch spüren

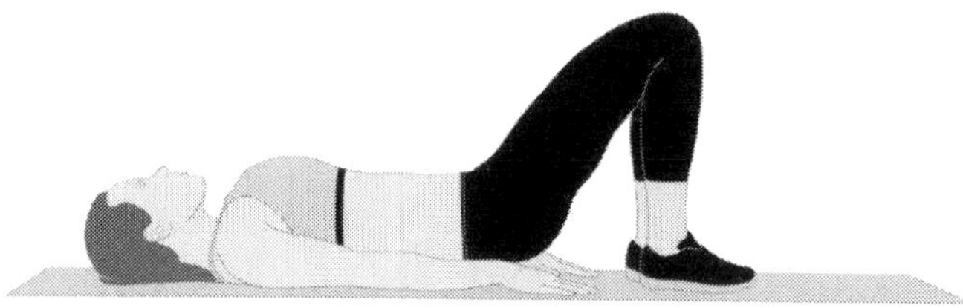

Schwierigkeitsgrad: leichte bis sehr leichte Intensität

Was zeichnet diese Übung aus?

Diese Übung dient als Vorbereitung für die folgenden Übungen. Sie wird dir dabei helfen, sich in deine Bauchmuskeln einzufühlen und die Muskelschichten sowie den Beckenboden zu aktivieren. Vor allem für Anfänger ist diese Übung ideal als Einleitung für jede Trainingseinheit.

Ausgangsstellung:

Die Übung wird im Liegen durchgeführt. Verwende dafür eine Unterlage, um deinen Rücken zu schonen.
Lege dich auf den Rücken. Blicke gerade nach oben. Lege deine Arme ausgestreckt neben deinen Körper. Die Handflächen zeigen nach oben.

Winkele deine Beine an, und stelle deine Füße etwa hüftbreit nebeneinander auf.
Auch deine Knie sind hüftbreit geöffnet.
Atme tief und gleichmäßig und spüre, wie sich deine Bauchdecke dabei sanft hebt und senkt.

So wird es gemacht:

Während du ausatmest, spanne deine Bauchmuskeln und deinen Beckenboden an. Ziehe den Bauchnabel sanft nach innen, und mache deinen Unterbauch ganz flach. Gleichzeitig spanne deine Beckenbodenmuskeln leicht an und ziehe sie nach innen und nach oben.
Stelle dir dabei vor, wie dein Steißbein in Richtung deines Bauchnabels zieht, und rolle dein Becken leicht nach oben, bis dein unterer Rücken ganz flach auf dem Boden liegt.

Beim Einatmen lockere die Muskelspannung und rolle das Becken zur Ausgangsstellung zurück.

Nach der vierten Wiederholung spanne nochmals die Bauch- und Beckenbodenmuskeln an und rolle dein Becken in die Endstellung. Halte die Muskelspannung etwa acht Sekunden lang an, und atme dabei langsam und gleichmäßig weiter.

Danach löse die Muskelspannung. Bleibe noch etwas liegen, und spüre die Wirkung in vollen Zügen.

Beachte auch:

Du kannst deine Hände auch flach auf deinen Bauch legen, um die Muskelspannung besser wahrzunehmen.

Lass während der Übung deine Po-Muskeln ganz entspannt. So fällt es dir leichter, die Muskeln des Beckenbodens anzuspannen.

Dehnen und entspannen

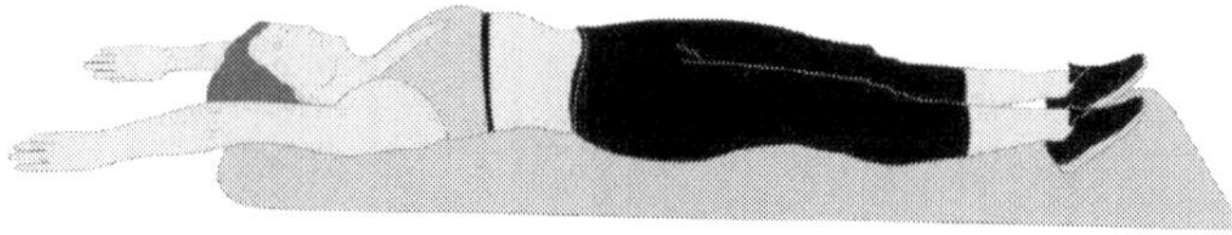

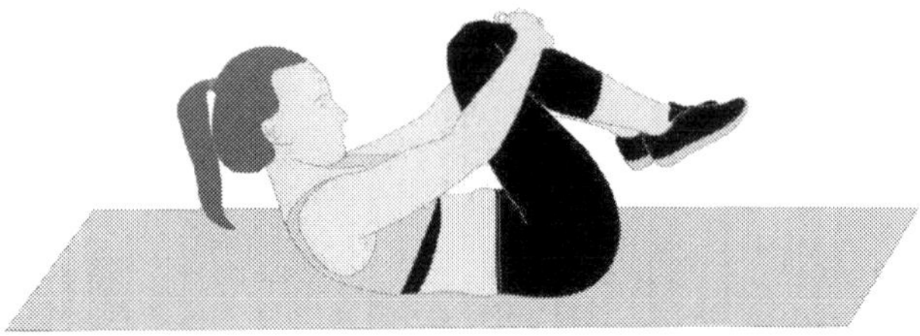

Schwierigkeitsgrad: leichte bis sehr leichte Intensität

Was zeichnet diese Übung aus?

Auch diese Übung dient dazu, dir bei der Wahrnehmung deiner Bauchmuskeln zu helfen. Gleichzeitig massiert sie die inneren Organe und regt die Verdauung an. Die Übung eignet sich ideal als Abschluss jeder Trainingseinheit, da sie die Bauchmuskeln dehnt und dir beim Entspannen hilft.

Ausgangsstellung:

Die Übung wird in der Rückenlage durchgeführt. Bitte achte auch bei dieser Übung darauf, dass die Unterlage gut gepolstert, aber nicht zu nachgiebig ist, damit du nicht zu sehr einsinkst.

Lege dich auf den Rücken, und strecke die Beine lang aus.
Deine Füße sind etwa hüftbreit geöffnet.
Dein Kopf liegt in der natürlichen Verlängerung der Wirbelsäule, und dein Blick ist auch hier nach oben gerichtet.

So wird es gemacht:

Strecke deine Arme weit bis hinter den Kopf aus und atme tief durch. Dann strecke gleichzeitig mit dem Ausatmen deine Arme und Beine soweit wie möglich auseinander, sodass dein ganzer Körper gedehnt wird.

Beim Einatmen nehme die Dehnung etwas zurück, beim nächsten Ausatmen verstärke sie wieder. Spüre dabei nach, wie sich deine Bauchdecke dehnt. Wiederhole das Dehnen mindestens vier Atemzüge lang.
Danach nehme die Dehnung ganz zurück. Bringe deine Arme wieder neben deinen Körper und winkele die Beine an. Ziehe deine Knie so weit wie möglich zur Brust, und schließe deine Arme um deine angewinkelten Beine.

Ziehe deine Beine im Rhythmus mit dem Atem an deinen Körper. Beim Ausatmen ein wenig näher, und beim Einatmen lasse wieder etwas locker. Atme dabei weiter bis tief in den Bauch hinein.
Wiederhole auch dies mindestens vier Atemzüge lang. Danach löse die Stellung auf.

Beachte auch:

Achte beim Dehnen darauf, nicht unwillkürlich ins Hohlkreuz zu fallen. Strecke deine Beine vom Körper weg, ohne dabei dein Becken zu kippen.

In der zweiten Übungsphase rolle das Becken mit den Beinen leicht nach oben. Dabei drückt sich die Lendenwirbelsäule flach gegen die Unterlage.

Gerade Situps

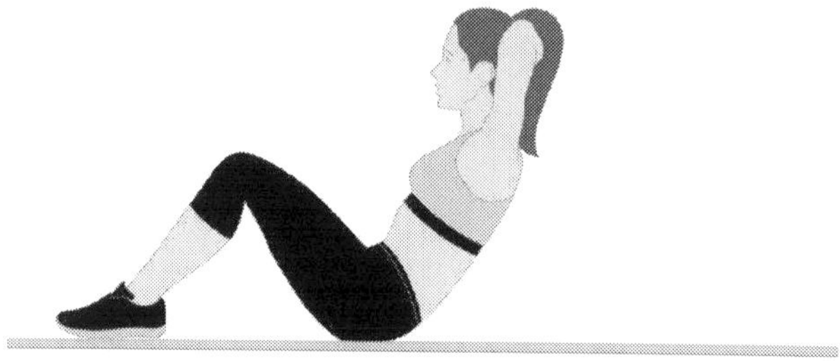

Schwierigkeitsgrad: leichte bis sehr leichte Intensität

Was zeichnet diese Übung aus?

Diese Übung kräftigt vor allem die geraden Muskeln, die für den Sixpack-Look sorgen. Bei allen Situp-Übungen ist es besonders wichtig, die tiefe Bauchmuskulatur und den Beckenboden bewusst mit anzuspannen. Diese einfache Variante hilft dir dabei, dies korrekt einzuüben.

Ausgangsstellung:

Die Übung wird im Liegen durchgeführt. Trainiere auf einer Unterlage, um deinen Rücken zu schonen.

Lege dich auf den Rücken, und dein Blick ist wieder nach oben gerichtet.
Winkele deine Beine an, und stelle deine Füße etwa hüftbreit auf. Deine Knie sind hüftbreit geöffnet.

Lege deine Arme locker neben deinem Körper ab. Deine Handflächen weisen nach unten. Spanne deine Bauchmuskeln leicht an, sodass dein unterer Rücken gegen die Unterlage gedrückt wird. Ziehe deinen Bauchnabel sanft nach innen, und spanne auch deinen Beckenboden leicht an.

So wird es gemacht:

Atme aus und hebe dabei deinen Kopf und deine Schulter langsam vom Boden ab. Ziehe dein Kinn dabei nicht zur Brust, sondern stelle dir vor, dass du an Brustbein und Stirn senkrecht nach oben gezogen wirst.

Beim Einatmen senkst du deinen Körper ebenso langsam wieder ab und lockerst dabei die Muskelspannung.

Am Ende der letzten Wiederholung spannst du nochmals kräftig die Bauchmuskeln an und gehst für acht Sekunden in die Endstellung. Atme dabei ruhig und gleichmäßig weiter. Danach legst du deinen Oberkörper und Kopf langsam auf dem Boden ab. Strecke dich bequem aus, entspanne dich.

Beachte auch:

Führe die Übung nicht mit Schwung durch, sondern langsam und bewusst nur mit der Kraft deiner Muskeln.

Hebe deinen Oberkörper nur so weit an, bis sich die Schulterblätter gerade eben von der Unterlage lösen.

Drücke deinen unteren Rücken während der gesamten Übung fest gegen den Boden, damit du nicht ins Hohlkreuz kommst.

Katzenbuckel

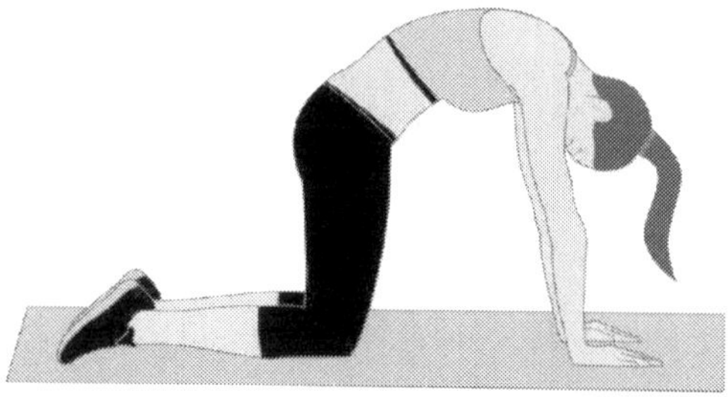

Schwierigkeitsgrad: leichte bis sehr leichte Intensität

Was zeichnet diese Übung aus?

Diese Übung kräftigt nicht nur deine Bauchmuskeln, sondern auch deinen Rücken und deinen Beckenboden.

Ausgangsstellung:

Die Übung wird im Vierfüßlerstand ausgeführt. Übe am besten auf einer gepolsterten, aber nicht zu weichen Unterlage, um deine Knie und Ellenbogen zu schonen.

Lass dich auf deine Knie nieder und stütze dich mit den Unterarmen auf dem Boden ab. Deine Knie befinden sich etwa hüftbreit nebeneinander, die Füße sind nach hinten ausgestreckt. Deine Ellenbogen befinden sich senkrecht unter deinen Schultern, und deine Unterarme weisen parallel zueinander nach vorne.

Spanne die Muskeln von Bauch und Rücken leicht an, um den Rücken zu stabilisieren. Halte deinen Kopf in natürlicher Verlängerung der Wirbelsäule.
Dein Blick ist auf den Boden gerichtet.

So wird es gemacht:

Atme aus und wölbe dabei deinen Rücken langsam in einem Katzenbuckel nach oben. Spanne dabei deine Bauchmuskeln noch etwas kräftiger an. Spanne gleichfalls deinen Beckenboden an, indem du ihn nach innen in Richtung deines Bauchnabels ziehst.

Beim Einatmen lockere die Muskelspannung und kehre in die Ausgangsstellung zurück, sodass dein Rücken und dein Kopf wieder eine gerade Linie bilden.

Bleibe so weit in Muskelspannung, dass dein Rücken nicht durchhängt.

Wiederhole die Übung mindestens vier Mal hintereinander. Danach rollst du dich seitlich ab und legst dich bequem auf den Rücken, um dich einige tiefe Atemzüge lang zu entspannen und in deinen Bauch hinein zu fühlen.

Beachte auch:

Spanne deine Bauch- und Beckenbodenmuskeln bei jedem Ausatmen bewusst an. Je langsamer du die Übung durchführst, desto besser aktiviert sie alle Muskeln.

Achte beim Einatmen darauf, nicht ins Hohlkreuz zu geraten. Lasse deinen Rücken niemals durchhängen.

Bei Kniebeschwerden lege am besten ein weiches Kissen unter.

Seitliche Situps

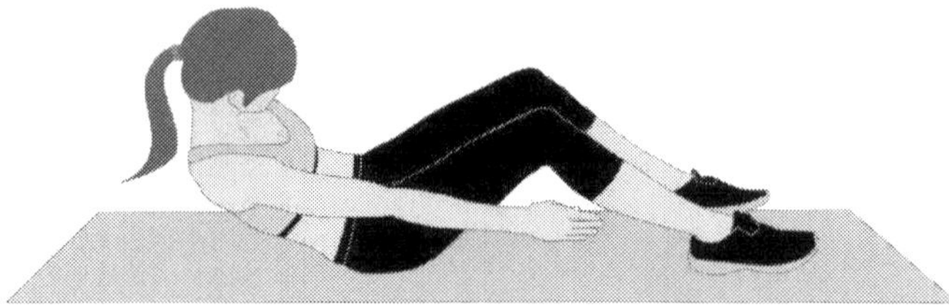

Schwierigkeitsgrad: leichte bis sehr leichte Intensität

Was zeichnet diese Übung aus?

Diese Situps trainieren gezielt die schrägen Bauchmuskeln, welche deshalb wichtig sind, um den Bauch rundum in Form zu bringen. Die geraden Bauchmuskeln werden dabei ebenfalls gekräftigt.

Ausgangsstellung:

Führe die Übung auf einer gepolsterten und stabilen Unterlage durch.
Lege dich auf den Rücken und stelle deine Beine auf. Deine Füße stehen etwa hüftbreit nebeneinander. Drücke deine Fersen fest gegen die Unterlage.

Strecke deine Arme in Richtung deiner Knie aus. Deine Handflächen weisen nach innen.

Spanne deine Bauchmuskeln und deinen Beckenboden leicht an und hebe deinen Kopf und deine Schultern ein kleines Stück vom Boden ab.

So wird es gemacht:

Beim Ausatmen hebe deinen Kopf und Schultern noch etwas weiter vom Boden ab. Gleichzeitig strecke deinen rechten Arm zur Außenseite deines rechten Knies. Deine rechte Schulter folgt dabei der Bewegung deines Armes.

Beim Einatmen kehren dein Arm und deine Schulter zurück in die Ausgangsstellung und dabei lässt du Kopf und Schulter ein kleines Stückchen sinken, ohne diese jedoch auf dem Boden abzulegen.

Nach der letzten Wiederholung gehe nochmals in die Endstellung und halte diese zum Abschluss acht Sekunden lang. Atme dabei ruhig und gleichmäßig weiter.

Danach löse die Stellung. Entspanne dich einige Atemzüge lang. Wiederhole anschließend die Übung dann mit dem linken Arm zur anderen Seite.

Beachte auch:

Drücke deinen unteren Rücken während der gesamten Übung fest gegen die Unterlage, um deine Lendenwirbelsäule zu entlasten.

Führe die Bewegung langsam und kontrolliert aus. Führe die Übung nicht mit Schwung durch, sondern langsam und bewusst, und nur mit der Kraft deiner Muskeln.

Dein Becken und deine Beine bleiben während der Übung in der Ausgangsstellung.
Achte darauf, dass deine Knie nicht zur Seite neigen.

Seitstütz

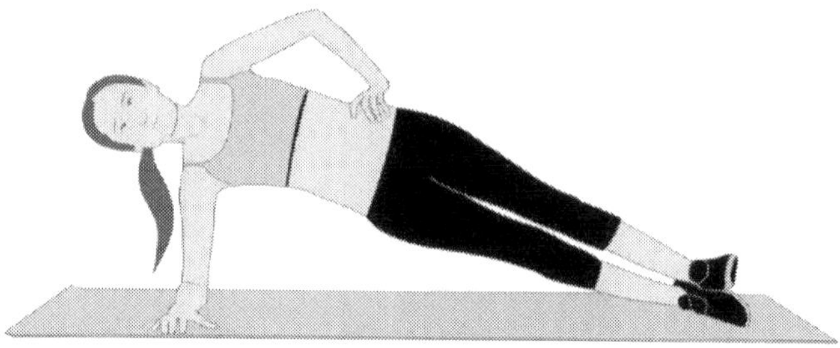

Schwierigkeitsgrad: leichte bis sehr leichte Intensität

Was zeichnet diese Übung aus?

Diese Übung bringt gezielt die Taille in Form: Sie kräftigt die seitlichen Bauchmuskeln und ist eine gute Ergänzung zu allen Situp-Übungen. Als kleines Extra werden außerdem die Muskeln an den Außenseiten der Oberschenkel mittrainiert.

Ausgangsstellung:

Diese Übung führst du in der Seitenlage durch. Wähle eine Unterlage, auf der du stabil liegst.

Strecke dich auf deiner rechten Seite aus. Stütze dich mit dem rechten Unterarm senkrecht unterhalb deiner Schulter ab. Drücke dich dabei aktiv mit der Schulter hoch. Deine linke Hand stützt du in der Hüfte ab.

Spanne deine Bauchmuskeln an und strecke deine Brust leicht heraus, sodass dein Rücken gerade ist.

Deine Beine liegen aufeinander und die Oberschenkel liegen auf einer Linie mit deinem Rumpf. Deine Knie sind im rechten Winkel nach hinten gebeugt.

So wird es gemacht:

Atme aus und hebe dein Becken dabei langsam vom Boden ab, bis dein Körper vom Kopf bis zu den Knien eine gerade Linie bildet. Die Unterschenkel ruhen auf der Unterlage.

Beim Einatmen lasse dein Becken wieder bis dicht über den Boden sinken, ohne es jedoch ganz abzulegen.

Nach der letzten Wiederholung hebe dein Becken nochmals für acht Sekunden in die Endstellung. Achte dabei darauf, nicht die Luft anzuhalten.

Danach lasse dein Becken auf den Boden sinken und rolle dich bequem auf den Rücken. Entspanne dich einige Atemzüge und wiederhole die Übung auf der anderen Seite.

Beachte auch:

Spanne während der Übung bewusst deine Schultermuskeln an und stemme dich leicht und in einer fließenden Bewegung in die Höhe. Achte darauf, dich auch bei der Bewegung nicht auf deine Schulter sinken zu lassen.

Falls du unter Schulterbeschwerden oder -schmerzen leidest, solltest du auf diese Übung verzichten.

Beckenheben

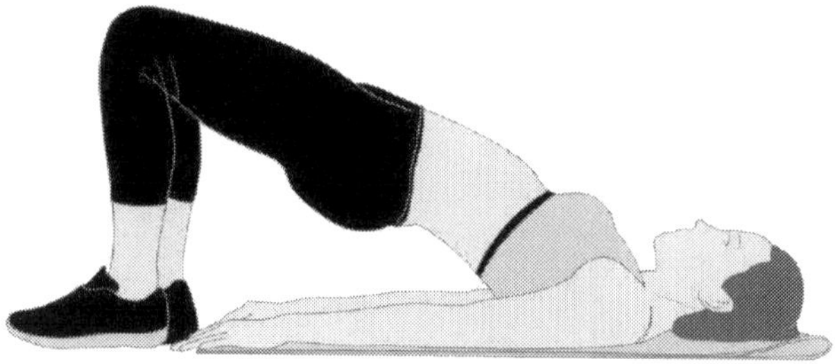

Schwierigkeitsgrad: leichte bis sehr leichte Intensität

Was zeichnet diese Übung aus?

Das Beckenheben trainiert den unteren Bereich der geraden Bauchmuskeln besser als normale Situps. Diese Muskeln sind für einen schönen Bauch sehr wichtig, denn sie stützen ihn, sodass er sich nicht so leicht nach vorne wölbt.

Ausgangsstellung:

Die Übung wird in der Rückenlage durchgeführt. Übe auf einer festen, aber gut gepolsterten Unterlage, um deinen Rücken zu schonen.

Strecke dich auf dem Rücken aus. Deine Arme liegen ausgestreckt neben dem Körper, die Handflächen weisen nach unten. Dein Blick ist nach oben zur Zimmerdecke gerichtet.

Winkele deine Beine an, und hebe deine Füße vom Boden. Hebe deine Beine, bis sich deine Knie senkrecht über deinen Oberschenkeln befinden.
Ober- und Unterschenkel bilden einen rechten Winkel, und die Beine sind eng geschlossen.

So wird es gemacht:

Atme aus, spanne die unteren Bauchmuskeln und den Beckenboden an und rolle dein Becken ein kleines Stück vom Boden hoch. Dabei bewegen sich deine Knie in Richtung deiner Brust. Deine Beine bleiben bei der Bewegung geschlossen und im rechten Winkel gebeugt.
Beim Einatmen senkst du dein Becken kontrolliert wieder bis dicht über den Boden, legst es aber nicht völlig ab.

Gehe am Ende der letzten Wiederholung nochmals für acht Sekunden in die Endstellung und halte die Muskelspannung.

Zum Abschluss der Übung lässt du dein Becken langsam zurück auf den Boden sinken und setzt die Füße wieder auf.

Strecke dich lang aus und atme einige Male tief in den Bauch hinein durch, während du dich entspannst.

Beachte auch:

Achte darauf, die Übung auf keinen Fall mit Schwung oder ruckartig durchzuführen! Je langsamer und kontrollierter du übst, desto mehr werden deine Muskeln gefordert und desto schneller setzt die Wirkung ein.
Halte während der Übung keinesfalls den Atem an, sondern atme stets langsam und gleichmäßig weiter.

Kniedrücken

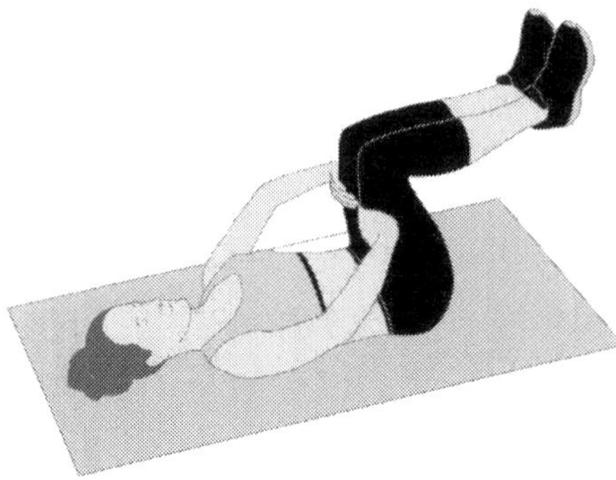

Schwierigkeitsgrad: leichte bis sehr leichte Intensität

Was zeichnet diese Übung aus?

Diese Übung kräftigt die Bauchmuskeln nicht nur, sondern hilft dir auch dabei, diese besser zu spüren. Bei dieser Übung findet keine sichtbare Bewegung statt, und trotzdem hat sie eine spürbare Wirkung.

Ausgangsstellung:

Begib dich in die Rückenlage. Führe die Übung auf einer gepolsterten Unterlage durch.
Winkele deine Beine an. Hebe die Füße vom Boden, sodass sich deine Knie über deiner Hüfte befinden und Ober- und Unterschenkel einen rechten Winkel bilden. Deine Beine sind dabei geschlossen.

Lege deine Hände nahe der Knie auf deine Oberschenkel. Deine Arme sind leicht angewinkelt. Deine Ellenbogen weisen nach außen und deine Fingerspitzen zeigen zueinander. Dein Blick ist nach oben gerichtet.

So wird es gemacht:

Atme aus und drücke dabei mit deinen Händen fest gegen deine Oberschenkel. Gleichzeitig spanne deine Bauchmuskeln und den Beckenboden an und halte mit den Oberschenkeln dagegen, sodass sich deine Oberschenkel nicht von der Stelle bewegen. Achte außerdem auf deinen Atem, und presse nicht während der Muskelspannung.

Beim Einatmen löst du den Druck wieder ein wenig, ohne ihn allerdings ganz aufzuheben.

Am Ende der letzten Wiederholung verstärkst du die Muskelspannung nochmals für acht Sekunden. Atme dabei gleichmäßig und langsam weiter.

Löse danach die Haltung auf und strecke dich auf dem Boden aus. Schüttele deine Arme und Beine kurz aus und bleibe noch einige Atemzüge lang liegen, um dich zu entspannen.

Beachte auch:

Drücke während der gesamten Übung deinen unteren Rücken fest gegen den Boden, damit du nicht ins Hohlkreuz kommst. Achte außerdem darauf, den Druck zwischen Armen und Beinen gleichmäßig aufzubauen, sodass du deine Beine niemals wegdrückst.

Ziehe dein Kinn während der Übung leicht zurück in Richtung deiner Brust, um den Nacken gestreckt zu halten.

Hüftrollen

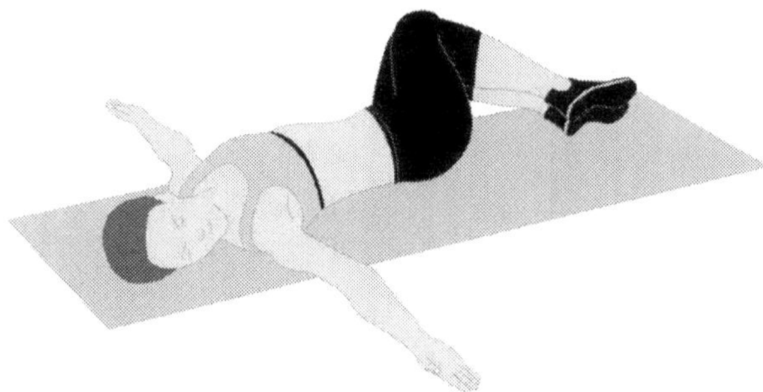

Schwierigkeitsgrad: leichte bis sehr leichte Intensität

Was zeichnet diese Übung aus?

Mit dieser Übung trainierst du vor allem die seitlichen Bauchmuskeln. Gleichzeitig entspannt und dehnt die Übung den Rücken. Außerdem macht sie das Becken beweglicher. Die Übung eignet sich sehr gut, um in Bauch und Becken hinein zu fühlen und diese besser wahrnehmen zu lernen.

Ausgangsstellung:

Die Übung wird in der Rückenlage durchgeführt. Die Unterlage sollte nicht zu weich, aber gut gepolstert sein, um den Rücken zu schonen.

Lege dich auf den Rücken und strecke beide Arme zu den Seiten hin aus. Dann winkelst du die Ellbogen an, sodass die Unterarme parallel zu deinem Kopf liegen. Die Handflächen zeigen nach oben.

Stelle deine Füße auf, sodass Ober- und Unterschenkel in etwa einen 90-Grad-Winkel bilden. Die Beine sind dabei geschlossen, die Füße stehen dicht nebeneinander.

So wird es gemacht:

Lass deine Beine beim Einatmen kontrolliert so weit nach links kippen, wie es dir möglich ist, ohne deine rechte Schulter vom Boden zu lösen. Deine Beine liegen dadurch nicht auf dem Boden auf.

Dabei dreht sich auch dein Becken, und deine rechte Hüfte hebt sich vom Boden.

Atme aus und hebe deine Beine mit der Kraft deiner Bauchmuskeln wieder in die Ausgangsstellung zurück.

Nach der letzten Wiederholung gehst du nochmals für acht Sekunden in die Endstellung. Atme dabei gleichmäßig weiter und spüre in dein Becken hinein. Danach kehre in die Ausgangsstellung zurück und wiederhole die Übung zur anderen Seite.

Beachte auch:

Deine Schultern bleiben während der gesamten Übung ruhig auf dem Boden liegen.

Führe die Übung langsam und ohne Schwung durch, also nur mit der Kraft deiner Muskeln.

Bei akuten Schmerzen im unteren Rücken sowie Ischiasbeschwerden verzichte besser auf diese Übung. Dasselbe gilt bei entzündlichen Erkrankungen und Operationen im Bauchbereich. Führe die Übung in diesen Fällen erst durch, wenn alle Beschwerden abgeklungen sind.

Radfahren

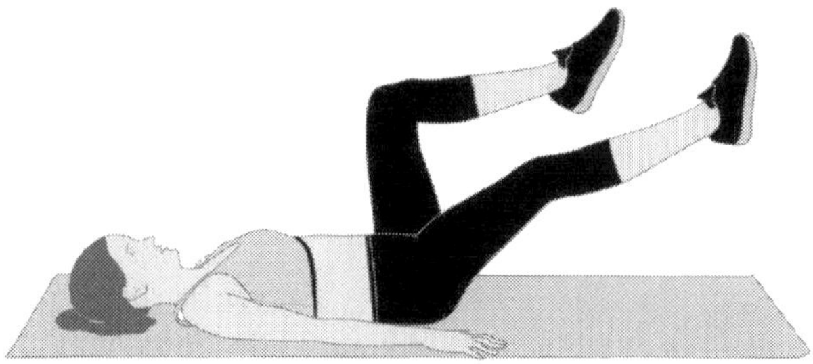

Schwierigkeitsgrad: mittlere Intensität

Was zeichnet diese Übung aus?

Im Gegensatz zum echten Radfahren trainiert diese Übung nicht deine Ausdauer, sondern deine Bauchmuskeln. Beides ergänzt sich zu einem perfekten Bauch-weg Programm. Gleichzeitig bringt die Übung auch deine Oberschenkel in Form.

Ausgangsstellung:

Die Übung wird in der Rückenlage auf stabilem Untergrund durchgeführt.

Strecke dich auf dem Rücken aus. Deine Arme liegen gestreckt neben dem Körper, die Handflächen zeigen auf den Boden.

Winkele deine Beine an und spanne deine Bauchmuskeln an. Ziehe deinen Bauchnabel sanft nach innen und aktiviere deinen Beckenboden.

Ziehe die Knie zum Körper, sodass sich deine Unterschenkel über deinem Becken befinden.

So wird es gemacht:

Atme aus und beginne eine langsame Radfahrbewegung. Strecke dein rechtes Bein vom Körper weg und ziehe gleichzeitig das linke Knie noch etwas weiter zur Brust.

Beim Einatmen kehrst du mit beiden Beinen wieder in die Ausgangsstellung zurück. Bei der nächsten Wiederholung wechsele die Seite und strecke das linke Bein, während du das rechte Knie näher zur Brust ziehst.

Führe auf diese Weise acht Wiederholungen durch. Daneben setze deine Füße wieder auf dem Boden ab und strecke dich bequem aus, um dich noch einige Atemzüge lang zu entspannen.

Beachte auch:

Spanne während der gesamten Übung kräftig die Bauchmuskeln an und drücke deinen unteren Rücken gegen den Boden, um nicht ins Hohlkreuz zu fallen.

Je weiter und tiefer du das Bein über dem Boden ausstreckst, desto intensiver wird die Übung.
Strecke dein Bein aber nur so weit, wie es dir möglich ist, ohne dass sich dein Bauch nach oben wölbt.

Übe langsam und im Rhythmus mit deinem Atem und führe die Bewegung bewusst und kontrolliert durch.

Ziehe dein Kinn während der Übung leicht zurück, um den Kopf nicht unwillkürlich in den Nacken zu legen.

Rumpfbeugen verkehrt herum

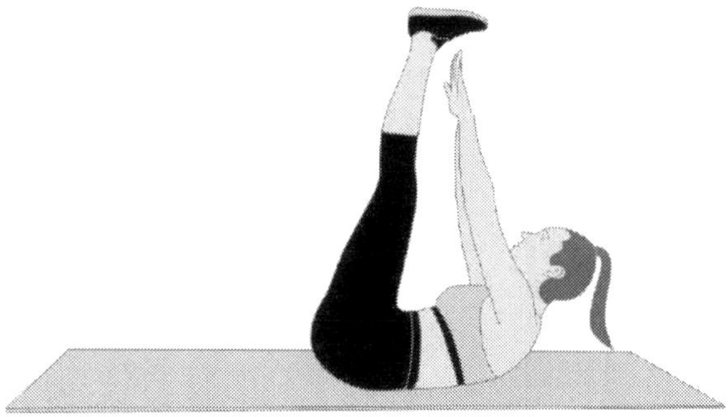

Schwierigkeitsgrad: mittlere Intensität

Was zeichnet diese Übung aus?

Diese Übung ist ein hervorragendes Training für die geraden Bauchmuskeln. Gleichzeitig dehnt sie die Muskeln an den Rückseiten der Beine und sie hilft sogar dabei, die Oberschenkel in Form zu bringen.

Ausgangsstellung:

Auch bei dieser Übung begibst du dich in die Rückenlage. Achte darauf, nicht direkt auf dem harten Boden zu trainieren.

Lege dich auf den Rücken. Dein Kopf liegt in natürlicher Verlängerung der Wirbelsäule und dein Blick ist nach oben gerichtet.

Ziehe die Beine an und strecke sie senkrecht zur Zimmerdecke. Deine Füße sind hüftbreit geöffnet, die Knie nicht völlig durchgestreckt.
Dann ziehst du die Fußspitzen an, um die Dehnung in Waden und Oberschenkeln noch zu vertiefen.

Hebe die Arme und strecke sie ebenfalls senkrecht zur Decke.

Deine Handflächen zeigen dabei nach vorne.

Spanne die Bauchmuskeln an, ziehe den Bauchnabel nach innen und aktiviere den Beckenboden. Hebe Kopf und Schultern ein kleines Stückchen vom Boden ab.

So wird es gemacht:

Atme aus und strecke deine Hände noch ein Stück weiter zu deinen Fußspitzen, sodass du auch Kopf und Schultern weiter vom Boden hebst.
Beim Einatmen lasse dich langsam wieder in die Ausgangsstellung zurücksinken. Gehe nach der letzten Wiederholung noch einmal in die Endstellung und halte die Spannung acht Sekunden lang. Halte dabei nicht den Atem an, sondern atme langsam weiter.

Anschließend lässt du Schultern und Kopf langsam auf den Boden sinken. Löse die Stellung auf und strecke dich auf dem Boden aus. Atme tief durch und genieße die Entspannung.

Beachte auch:

Achte darauf, das Kinn während der Übung nicht zur Brust zu ziehen. Rücken und Kopf bleiben auf einer Linie, der Blick ist stets nach oben gerichtet. Stelle dir vor, dass du an Brustbein und Stirn gerade nach oben gezogen wirst.

Führe die Bewegung auf keinen Fall mit Schwung durch, sondern fließend und kontrolliert mit der Kraft deiner Muskeln.

Kniedrücken seitlich

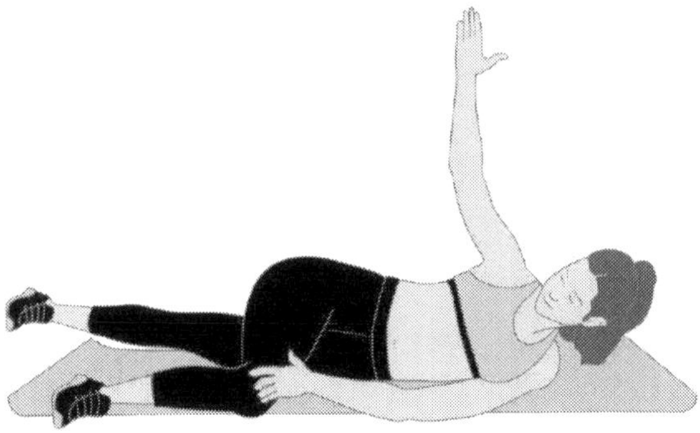

Schwierigkeitsgrad: mittlere Intensität

Was zeichnet diese Übung aus?

Diese Übung trainiert nicht nur die Muskelkraft, sondern auch die Koordination. Sie stärkt dabei die gesamte Rumpfmuskulatur, also auch die Muskeln, die die Taille formen. Da es sich um eine isometrische Übung handelt, ist keinerlei Bewegung sichtbar, die Muskelspannung entsteht nur durch Druck und Gegendruck.

Ausgangsstellung:

Für diese Übung begibst du dich in die Seitenlage. Du übst auf einer stabilen, nicht zu nachgiebigen Unterlage.

Lege dich auf deine linke Seite. Deine Beine sind ausgestreckt. Winkele die Füße an, sodass die Fußspitzen nach vorne zeigen. Winkele das obere, rechte Bein an und ziehe das Knie zum Körper, sodass du die linke Hand nahe dem Knie auf den Oberschenkel legen kannst.
Strecke deinen rechten Arm senkrecht nach oben in Richtung Decke.

Halte deinen Kopf in natürlicher Verlängerung der Wirbelsäule. Du kannst dabei ein festes Kissen unterlegen. Dein Blick ist geradeaus gerichtet.
Ziehe deinen Bauchnabel sanft nach innen und aktiviere deinen Beckenboden.

So wird es gemacht:

Drücke beim Ausatmen deine linke Hand und deinen rechten Oberschenkel fest gegeneinander und spanne dabei die Bauchmuskeln an.
Gleichzeitig ziehst du mit deinem rechten Arm noch etwas weiter in Richtung Decke.

Beim Ausatmen löst du die Muskelspannung ein wenig, ohne sie aber ganz aufzugeben.
Am Ende der letzten Wiederholung baue nochmals den Druck zwischen Hand und Oberschenkel auf und halte ihn für acht Sekunden. Atme während dieser Zeit ruhig und gleichmäßig weiter.

Dann löse die Stellung auf und lege dich kurz auf den Rücken, um zu entspannen. Im Anschluss wiederhole die Übung zur anderen Seite.

Beachte auch:

Atme während der gesamten Übung gleichmäßig weiter.
Achte außerdem darauf, dass dein Körper und dein Kopf während der Übung stabil und auf einer Linie liegen. Lasse weder dein Becken noch deine Schultern nach vorne oder hinten kippen, und halte den Kopf in natürlicher Verlängerung der Wirbelsäule.

Die Brücke

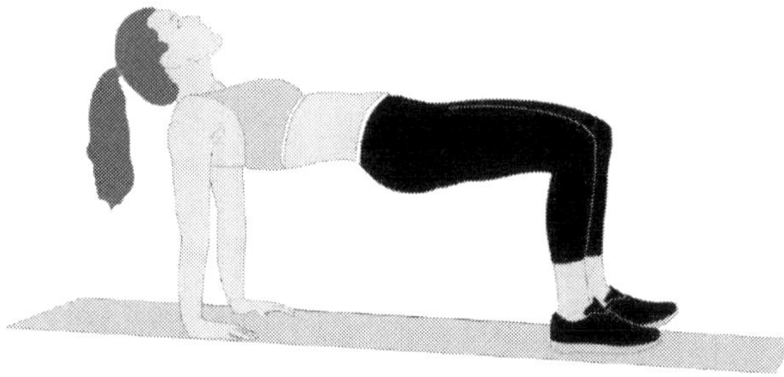

Schwierigkeitsgrad: mittlere Intensität

Was zeichnet diese Übung aus?

Die Brücke ist eine hervorragende Übung, die nicht nur die Bauchmuskeln, sondern den gesamten Körper kräftigt. Dadurch ist sie ein guter Ausgleich zu reinen Bauchmuskel-Übungen und sorgt dafür, dass dein Training nicht zu einseitig wird.

Ausgangsstellung:

Bei dieser Übung beginnst du im Liegen. Führe diese auf einem gepolsterten, aber nicht zu weichen Untergrund durch.

Lege dich auf den Rücken und strecke deine Arme parallel neben dem Körper aus. Deine Handflächen weisen nach unten. Dein Kopf liegt in der natürlichen Verlängerung der Wirbelsäule und dein Blick ist zur Zimmerdecke gerichtet. Ziehe dabei das Kinn leicht zurück, um deinen Nacken zu strecken.
Stelle deine Beine auf, deine Füße stehen hüftbreit nebeneinander und deine Knie sind hüftbreit geöffnet.
Spanne deine Bauchmuskeln leicht an und aktiviere deinen Beckenboden. Drücke dein Becken in die Höhe, bis Oberschenkel, Becken und Oberkörper auf einer Linie liegen.

So wird es gemacht:

Beim Ausatmen hebst du dein angewinkeltes rechtes Bein an, bis der Fuß auf der Höhe deines Knies ist. Verstärke dabei die Spannung in Bauchmuskeln und Beckenboden.

Beim Einatmen senkst du das Bein langsam wieder, setzt den Fuß aber nicht auf. Dabei die Spannung in Bauch und Beckenboden ein wenig lockern. Nach der letzten Wiederholung kehrst du für acht Sekunden in die Endstellung zurück und hältst die Muskelspannung. Atme ruhig weiter. Dann setzt du den Fuß langsam wieder auf den Boden auf.

Lass auch dein Becken wieder auf die Unterlage sinken. Strecke die Beine und schüttele sie kurz aus. Dann entspanne einige Atemzüge lang, bevor du die Übung mit dem anderen Bein wiederholst.

Beachte auch:

Achte darauf, dass dein Becken während der Übung weder nach unten noch zur Seite absinkt. Halte während der Übung die Rücken- und Bauchmuskeln angespannt.

Atme während der Übung ruhig und gleichmäßig weiter, ohne die Luft anzuhalten.

Übe auf keinem Fall mit Schwung, sondern hebe dein Bein langsam und kontrolliert in die Höhe.

Knieheben

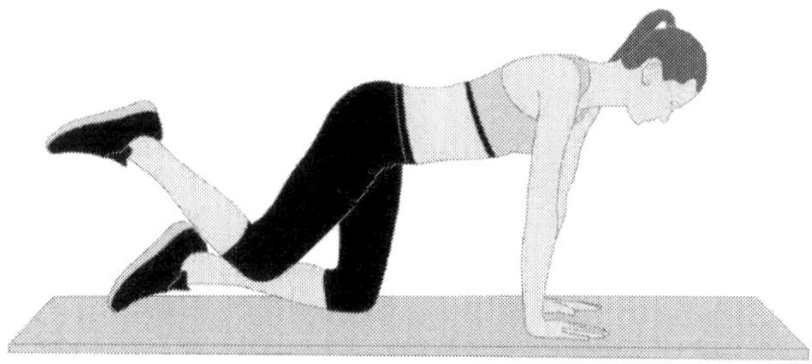

Schwierigkeitsgrad: mittlere Intensität

Was zeichnet diese Übung aus?

Auch diese Übung bringt nicht nur den Bauch in Form, sondern zusätzlich auch die Muskeln des Rückens und des Beckenbodens. Du solltest sie daher regelmäßig in dein Trainingsprogramm mit aufnehmen.

Ausgangsstellung:

Diese Übung wird im Vierfüßler-Stand durchgeführt. Am besten übst du auf dem Boden und auf einer rutschfesten, leicht gepolsterten Unterlage. Lasse dich auf deinen Knie und Handflächen nieder. Deine Hände befinden sich senkrecht unter deinen Schultern, die Fingerspitzen zeigen schräg nach vorne. Drücke dabei die Ellbogen nicht völlig durch, um die Gelenke zu schonen.

Deine Knie stehen hüftbreit geöffnet senkrecht unter deinem Becken. Deine Unterschenkel liegen parallel nebeneinander und deine Füße sind gestreckt.
Halte deinen Rücken und Kopf gerade, sodass der Kopf die natürliche Verlängerung der Wirbelsäule bildet. Dein Blick ist auf den Boden gerichtet. Spanne leicht die Muskeln von Bauch und Po an, und atme dabei ruhig weiter.

So wird es gemacht:

Atme aus und hebe dabei dein rechtes Knie ein Stück vom Boden ab, sodass dein Gewicht nur noch auf deinen Händen und deinem linken Fuß ruht.

Während du einatmest, lass dein rechtes Knie langsam wieder sinken, setze dieses jedoch nicht ab.

Am Ende der letzten Wiederholung hebe dein rechtes Knie nochmals in die Endstellung. Halte die Muskelspannung acht Sekunden lang und atme währenddessen langsam und gleichmäßig weiter.

Danach setze dein rechtes Knie wieder auf dem Boden auf. Lege dich bequem auf den Rücken, und entspanne dich einige Atemzüge lang, bevor du die Übung mit dem anderen Bein wiederholst.

Beachte auch:

Führe die Bewegung langsam und ohne Schwung durch, hebe deine Knie nur durch Muskelkraft vom Boden.

Rücken und Kopf bleiben während der Übung auf einer Linie. Achte darauf, die Schultern nicht hochzuziehen.

Bei Beschwerden im Bereich der Knie oder Füße empfiehlt es sich, ein weiches Kissen unterzulegen.

Die Waage

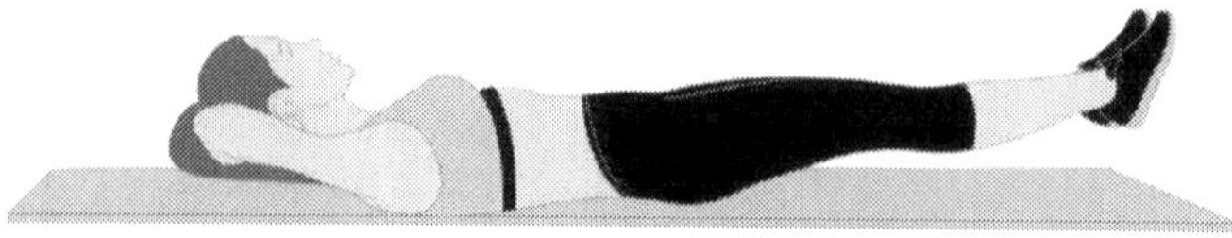

Schwierigkeitsgrad: mittlere Intensität

Was zeichnet diese Übung aus?

Diese Übung ist eine echte Herausforderung für deine Bauchmuskeln, vor allem für deren tiefere Schichten. Du kannst sie gut an deinen jeweiligen Trainingsstand anpassen, da die Übung umso schwieriger wird, je weiter du die Beine nach vorne streckst.

Ausgangsstellung:

Diese Übung wird im Liegen durchgeführt. Wichtig ist eine feste, aber gepolsterte Unterlage.

Strecke dich auf dem Rücken aus. Winkele deine Beine an und ziehe die Knie zur Brust. Deine Unterschenkel sind eng geschlossen und bilden eine waagerechte Fläche.

Verschränke deine Finger unter deinem Kopf. Deine Ellbogen liegen seitlich auf dem Boden auf. Ziehe dein Kinn zurück, um den Nacken zu strecken.

Spanne deine Bauchmuskeln und den Beckenboden an und drücke deinen unteren Rücken fest gegen die Unterlage.

So wird es gemacht:

Beim Ausatmen schiebe deine Füße von dir weg, sodass sich die Beine strecken. Deine Unterschenkel bleiben dabei waagerecht. Strecke die Beine nur so weit, wie es dir möglich ist, ohne dass sich dein unterer Rücken von der Unterlage löst.
Beim Einatmen ziehst du die Beine wieder zurück in die Ausgangsstellung.

Am Ende der letzten Wiederholung gehe nochmals für acht Sekunden in die Endstellung. Atme während dieser Zeit ruhig und gleichmäßig weiter. Danach löst du die Stellung auf und streckst dich bequem auf dem Boden aus. Atme tief bis in den Bauch und nimm dir einige Augenblicke Zeit zum Entspannen.

Beachte auch:

Achte darauf, dass dein unterer Rücken während der gesamten Übung festen Kontakt mit der Unterlage hat. Strecke deine Beine nur so weit nach vorne, wie es möglich ist, ohne dass sich dein Bauch nach oben wölbt oder ein Hohlkreuz entsteht.

Spanne während der Übung kräftig die Bauchmuskeln an, indem du deinen Bauchnabel fest nach innen ziehst, und aktiviere deinen Beckenboden.

Das Brett

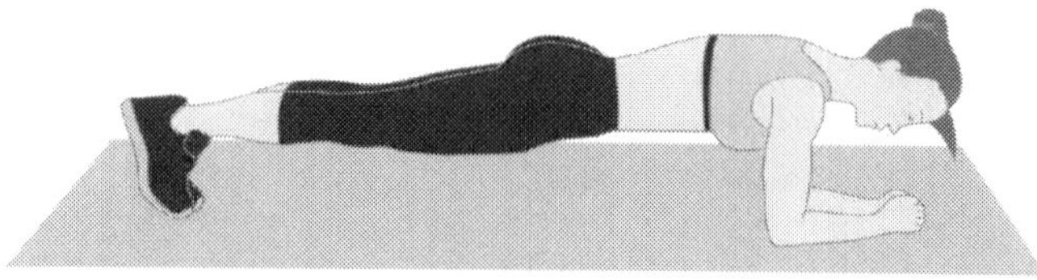

Schwierigkeitsgrad: mittlere Intensität

Was zeichnet diese Übung aus?

Das Brett ist eine Ausgleichsübung, die die gesamte Rumpfmuskulatur stärkt und dich vor einem zu einseitigen Training bewahrt. Nimm die Übung daher am besten regelmäßig in dein Programm auf.

Ausgangsstellung:

Bei dieser Übung beginnst du in der Bauchlage. Verwende nach Möglichkeit eine stabile, gepolsterte Unterlage.

Lege dich auf den Bauch und strecke die Beine aus. Deine Füße sind etwa hüftbreit geöffnet. Stelle dabei deine Zehen auf.

Stütze dich mit den Ellbogen senkrecht unter deinen Schultern ab. Deine Unterarme liegen nach vorne gestreckt parallel nebeneinander, deine Handflächen weisen zum Boden.
Halte deinen Kopf in natürlicher Verlängerung der Wirbelsäule. Ziehe leicht dein Kinn zurück, um deinen Nacken zu strecken. Dein Blick ist auf den Boden gerichtet.

So wird es gemacht:

Spanne deine Bauch-, Beckenboden- und Po-Muskeln an, halte deine Beine gestreckt und hebe mit dem Ausatmen Bauch, Becken und Beine vom Boden, bis dein gesamter Körper eine gerade Linie bildet.

Atme gleichmäßig weiter und versuche die Position acht Sekunden lang zu halten.

Danach lasse deinen Körper langsam wieder auf den Boden sinken.

Rolle dich auf den Rücken und entspanne dich einige Atemzüge lang. Wenn du möchtest, kannst du die Übung nach einer Pause nochmals wiederholen.

Beachte auch:

Lege deinen Kopf keinesfalls in den Nacken. Dein Blick bleibt gerade nach unten gerichtet.

Achte darauf, dass Beine, Becken und Oberkörper auf einer Linie bleiben. Hebe dein Becken nicht zu weit an und halte die Beine gerade ausgestreckt.

Spanne die Bauchmuskeln während der Übung bewusst kräftig an. Das hilft dir auch dabei, ein Hohlkreuz zu vermeiden.

Seitheben im Liegen

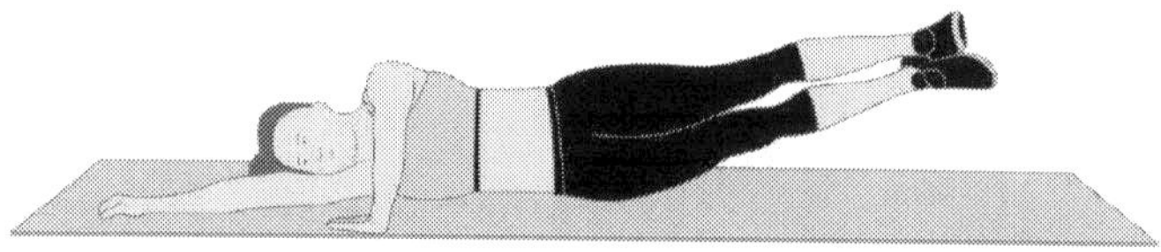

Schwierigkeitsgrad: mittlere Intensität

Was zeichnet diese Übung aus?

Mit dieser Übung trainierst du die gesamte seitliche Rumpfmuskulatur. Sie bringt neben der Taille auch die Außenseiten der Oberschenkel, den Po und die Hüften in Form.

Ausgangsstellung:

Die Übung wird in der Seitenlage durchgeführt. Ich empfehle dir dafür eine gepolsterte, aber nicht zu weiche Unterlage, auf der du nicht so leicht ins Kippen kommst.

Lege dich auf deine rechte Seite. Deine Beine liegen eng geschlossen übereinander und sind gerade ausgestreckt. Deine Fußspitzen zeigen nach vorne.

Strecke deinen rechten Arm in Verlängerung deines Körpers aus und lege den Kopf darauf ab. Den linken Arm winkelst du vor dem Körper an, sodass du dich mit der linken Hand abstützen kannst.

Spanne die Muskeln von Bauch, Beckenboden und Po leicht an, um deinen Körper zu stabilisieren und gestreckt zu halten.

So wird es gemacht:

Atme aus und hebe deine Beine geschlossen ein Stück vom Boden ab. Spanne dabei deine Bauch- und Po-Muskeln noch kräftiger an.

Während du einatmest, lass deine Beine wieder bis dicht über den Boden sinken.

Kehre nach der letzten Wiederholung nochmals in die Endstellung zurück und halte die Muskelspannung acht Sekunden lang. Atme dabei tief und gleichmäßig weiter.

Danach lass deine Beine ganz auf den Boden sinken. Rolle dich bequem auf den Rücken und entspanne dich einige Atemzüge lang. Im Anschluss wiederhole die Übung zur anderen Seite.

Beachte auch:

Halte während der gesamten Übung die Bauchmuskeln gespannt, um nicht ins Hohlkreuz zu fallen. Achte darauf, mit dem Becken auch nicht nach hinten zu kippen.

Atme ruhig und gleichmäßig, halte auf keinen Fall den Atem an.

Deine Fußspitzen zeigen während der Übung stets gerade nach vorne, bitte drehe sie weder nach oben noch nach unten.

Dein Körper bildet die ganze Zeit über eine gerade Linie. Halte deine Beine stets gerade gestreckt.

Seitliche Crunches

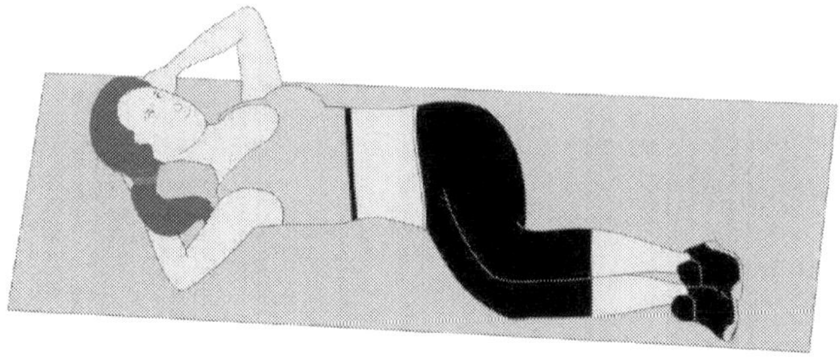

Schwierigkeitsgrad: mittlere Intensität

Was zeichnet diese Übung aus?

Diese Übung trainiert gezielt die schrägen Bauchmuskeln und ist eine gute Abwechslung zu den seitlichen Situps. Durch die Haltung der Arme ist sie etwas anstrengender, wirkt aber auch intensiver.

Ausgangsstellung:

Bei dieser Übung beginnst du in der Rückenlage. Stelle deine Füße auf, sodass deine Ober- und Unterschenkel in etwa einen 90-Grad-Winkel bilden. Deine Beine sind geschlossen.

Winkele deine Arme an und lege deine Fingerspitzen locker an den Hinterkopf. Öffne deine Arme weit, die Ellenbogen weisen zu den Seiten.

Kippe deine Beine nun geschlossen so weit wie möglich nach rechts. Deine linke Hüfte und dein linker Fuß lösen sich dabei vom Boden. Spanne deine Bauchmuskeln an, aktiviere deinen Beckenboden und hebe deinen Kopf und deine Schultern ein kleines Stückchen vom Boden ab. Dein Blick ist schräg nach oben gerichtet.

So wird es gemacht:

Atme aus und hebe Kopf und Schultern mit der Kraft deiner Bauchmuskeln noch ein Stück weiter an. Dein Brustbein und deine Stirn streben dabei senkrecht nach oben. Vermeide dabei, bei der Muskelspannung zu pressen.

Beim Einatmen lasse dich wieder bis dicht über den Boden absinken, ohne diesen jedoch ganz zu berühren.

Nach der letzten Wiederholung hebe den Kopf und Schultern nochmals hoch in die Endstellung. Halte diese zum Abschluss acht Sekunden lang. Lasse deinen Atem dabei stets ruhig und natürlich weiterfließen.

Zuletzt lege die Schultern und Kopf wieder auf den Boden ab und löse die Stellung auf. Strecke deine Arme und Beine bequem aus und entspanne dich ein wenig, bevor du die Übung mit nach links gekippten Beinen wiederholst.

Beachte auch:

Deine Schultern und Arme bleiben während der Übung stets gerade. Achte darauf, sie nicht unwillkürlich zur Seite zu drehen.

Führe die Bewegung langsam und kontrolliert durch, nur mit der Kraft deiner Muskeln. Hole die Kraft immer aus den Bauchmuskeln, ziehe weder mit dem Kinn noch mit den Armen nach oben.

Einseitiges Beinstrecken

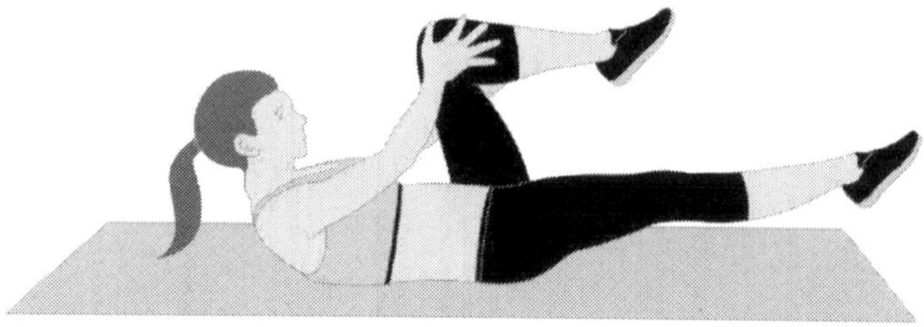

Schwierigkeitsgrad: mittlere Intensität

Was zeichnet diese Übung aus?

Diese Übung fordert neben deiner Muskelkraft auch die Körperbeherrschung. Sie ist eine interessante Abwechslung zu normalen Situps.

Ausgangsstellung:

Die Übung wird im Liegen durchgeführt. Verwende dabei eine gepolsterte Unterlage.

Lege dich auf den Rücken und winkele die Beine an. Hebe die Beine, sodass sich deine Knie senkrecht über deiner Hüfte befinden. Deine Ober- und Unterschenkel bilden dabei einen 90-Grad-Winkel, die Fußspitzen sind gerade nach vorn ausgestreckt.

Hebe deine Arme und lege deine Hände flach gegen die Knie. Deine Ellbogen sind leicht angewinkelt und zeigen nach außen.

Spanne die Bauchmuskeln und den Beckenboden an und drücke deinen unteren Rücken fest gegen den Boden. Hebe deinen Kopf und deine Schultern ein kleines Stück an. Deine Hände drücken nun leicht gegen deine Knie.

So wird es gemacht:

Atme aus und strecke langsam dein rechtes Bein in die Waagerechte aus, soweit es dir möglich ist, ohne dass sich dein Bauch nach oben wölbt.
Beim Einatmen führst du das Bein in die Ausgangsstellung zurück.
Dann führst du die Bewegung zurück. Anschließend wiederholst du die Bewegung beim nächsten Aus- und Einatmen mit dem linken Bein.

Wiederhole diesen Ablauf mindestens vier Mal. Danach löst du die Stellung auf und legst dich bequem auf den Rücken. Schüttele deine Beine kurz aus und entspanne einige Atemzüge lang.

Beachte auch:

Die Übung wird umso intensiver, je weiter du das gestreckte Bein zu Boden senkst.
Achte darauf, auf keinen Fall ins Hohlkreuz zu kommen.

Atme während der gesamten Übung ruhig und gleichmäßig.

Ziehe nicht die Schultern zu den Ohren. Kopf und Schultern werden von der Rumpfmuskulatur angehoben, Hals und Schultern bleiben entspannt.

Deine Hände drücken während der Übung stets leicht gegen das jeweils angewinkelte Knie, das diesem Druck entgegenhält.

Ellbogen-Knie-Situps

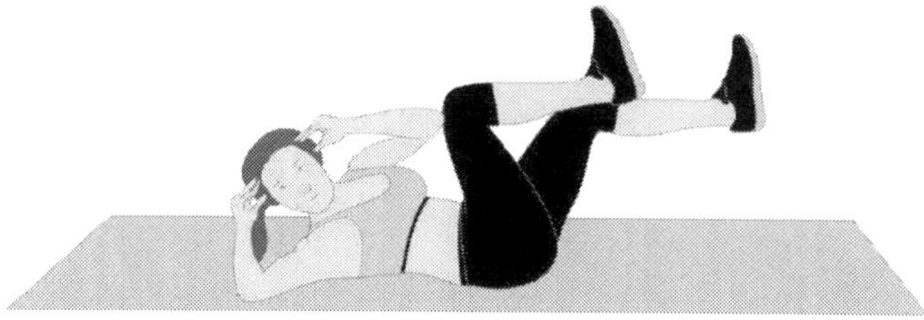

Schwierigkeitsgrad: hohe bis sehr hohe Intensität

Was zeichnet diese Übung aus?

Diese Übung trainiert die geraden und schrägen Anteile der Bauchmuskulatur gleichermaßen. Richtig durchgeführt ist sie anstrengend, aber dafür sehr wirkungsvoll.

Ausgangsstellung:

Bei dieser Übung beginnst du in Rückenlage. Dein Kopf liegt in natürlicher Verlängerung der Wirbelsäule, Dein Blick geht zur Decke. Stelle die Füße auf. Die Beine sind geschlossen, Ober- und Unterschenkel bilden einen rechten Winkel.

Winkele deine Arme an und lege deine Fingerspitzen locker an deinen Hinterkopf. Öffne deine Arme, sodass deine Ellbogen zu den Seiten weisen.

Spanne deine Bauchmuskeln an und aktiviere deinen Beckenboden. Hebe deine Beine, sodass sich deine Knie senkrecht über deinem Becken befinden. Hebe deinen Kopf und deine Schultern ein kleines Stückchen vom Boden ab.

So wird es gemacht:

Während du ausatmest, spanne deine Bauchmuskeln weiter an und hebe deine Schultern und deinen Kopf noch etwas höher. Dabei führst du deinen linken Ellbogen zu deinem rechten Knie.

Beim Einatmen senkst du Schultern und Kopf wieder bis dicht über den Boden. Gleichzeitig lässt du auch deine Beine etwas sinken, stellst sie aber nicht ganz auf.

Beim nächsten Einatmen führst du Ellbogen und Knie wieder zusammen. Ziehe deine Knie aber nicht weiter als bis senkrecht über dein Becken an den Körper.

Nach der letzten Wiederholung gehe nochmals für acht Sekunden in die Endstellung und halte die Muskelspannung. Halte dabei auf keinen Fall die Luft an, sondern atme ruhig weiter.
Danach löse die Stellung auf. Strecke dich aus und entspanne dich einige Atemzüge lang, bevor du die Übung seitenverkehrt wiederholst.

Beachte auch:

Führe die Übung niemals mit Schwung, sondern langsam und kontrolliert durch. Hole dir deine Kraft aus der Bauchmuskulatur. Deine Schultern und dein Hals bleiben dabei entspannt.

Ziehe die Beine nicht näher zur Brust, auch wenn die Übung dadurch leichter wird. Falls nötig, kannst du die isometrische Haltephase am Ende verkürzen, um die Übung etwas einfacher zu machen.

Der Käfer

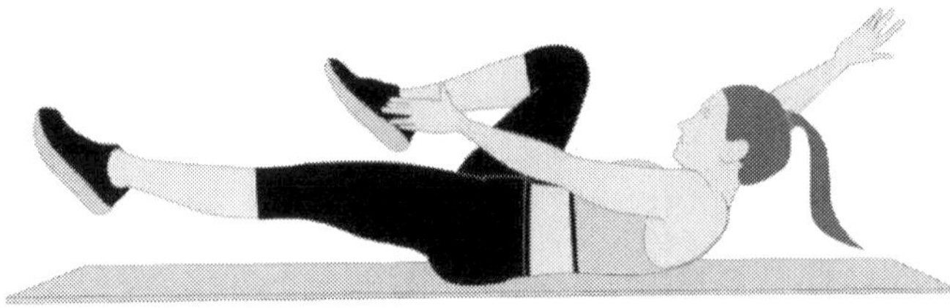

Schwierigkeitsgrad: hohe bis sehr hohe Intensität

Was zeichnet diese Übung aus?

Der Käfer trainiert neben der Muskelkraft auch die Bewegungskoordination. Ergänze Ihn regelmäßig mit zusätzlichen Übungen, die auch die Muskeln an der Körperrückseite stärken.

Ausgangsstellung:

Die Übung wird in der Rückenlage durchgeführt. Sorge für eine weiche, aber nicht zu nachgiebige Unterlage, auf der du stabil liegst.

Lege dich auf den Rücken und strecke deine Beine aus. Die Füße sind etwa hüftbreit geöffnet. Deine gestreckten Arme liegen leicht geöffnet auf beiden Seiten des Kopfes.

Spanne deine Bauch- und Beckenbodenmuskeln an und drücke den unteren Rücken fest auf die Unterlage.

So wird es gemacht:

Beim Ausatmen hebe dein rechtes Bein vom Boden, winkele es an und ziehe die Ferse zum Körper. Das Knie dreht sich dabei nach außen. Gleichzeitig führe die linke Hand über den Körper, sodass sie den rechten Ballen berührt. Der rechte Arm und das linke Bein bleiben weit ausgestreckt, das Bein hebt sich vom Boden.

Beim Einatmen führe den Arm und das Bein wieder in die Ausgangsstellung zurück, diese legst du jedoch nicht ganz auf dem Boden ab.

Beim nächsten Ausatmen wiederholst du die Bewegung seitenverkehrt mit dem linken Bein und dem rechten Arm.

Wiederhole den gesamten Ablauf mindestens vier Mal. Danach lege deine Arme, Beine sowie Kopf und Schultern langsam wieder auf dem Boden ab. Schüttele die Arme und Beine kurz aus, atme tief bis in den Bauch und bleibe noch etwas liegen, um dich zu entspannen.

Beachte auch:

Halte Kopf und Schultern während der Übung stets ein Stück über dem Boden, die Schulterblätter sollen nicht ganz aufliegen.

Drücke deinen unteren Rücken fest auf den Boden und achte darauf, nicht ins Hohlkreuz zu fallen.

Führe alle Bewegungen langsam und fließend durch. Mache lieber weniger Wiederholungen, aber dafür mit dem korrekten Bewegungsablauf.

Seitstütz mit Beinheben

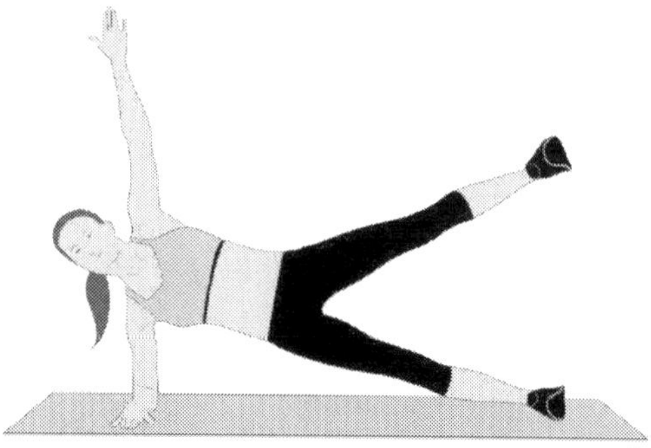

Schwierigkeitsgrad: hohe bis sehr hohe Intensität

Was zeichnet diese Übung aus?

Der Flieger trainiert vor allem die seitlichen Bauchmuskeln. Außerdem ist er ein gutes Training für den Gleichgewichtssinn und die Körperspannung.

Ausgangsstellung:

Du beginnst die Übung in der Seitenlage. Empfehlenswert ist eine rutschfeste, gepolsterte Unterlage.
Halte genügend Abstand zu allen Möbelecken, falls du doch das Gleichgewicht verlierst.

Lege dich auf deine rechte Körperseite. Deine Beine sind geschlossen und liegen übereinander.

Stütze dich mit dem rechten Unterarm senkrecht unterhalb deiner Schulter ab. Drücke dich dabei aktiv mit der Schulter hoch. Der Unterarm liegt im rechten Winkel zum Körper, die Handfläche weist nach unten.
Halte deinen Kopf in natürlicher Verlängerung der Wirbelsäule. Dein Blick ist geradeaus gerichtet.

Spanne deine Bauch-, Beckenboden- und Po-Muskeln an. Hebe dein Becken und deine Beine, sodass dein gesamter Körper eine gerade Linie bildet. Dein Gewicht ruht nur noch auf deinem rechten Fuß und deinem Unterarm.

Strecke deinen linken Arm senkrecht nach oben.

So wird es gemacht:

Atme aus und hebe dabei dein linkes Bein bis in die Waagerechte an. Spanne deine Rumpfmuskulatur dabei noch stärker an, um deinen Körper zu stabilisieren.

Beim Einatmen senke das Bein wieder in die Ausgangsstellung, lege es aber nicht ganz ab.
Nach der letzten Wiederholung hebe dein Bein nochmals in die Endstellung und halte diese für acht Sekunden. Atme dabei gleichmäßig weiter.

Danach lege dein Bein wieder ab und löse die Stellung auf. Lege dich bequem auf den Rücken und nehme dir etwas Zeit zum Entspannen, bevor du die Übung zur anderen Seite wiederholst.

Beachte auch:

Achte darauf, dass Beine, Becken und Oberkörper während der Übung eine gerade Linie bilden. Lass dein Becken weder vor- noch zurückkippen.

Lass deinen Körper während der Übung nicht auf deine Schulter sinken, sondern drücke dich aktiv hoch. Bei Beschwerden im Bereich der Schultern solltest du auf diese Übung verzichten.

Die Tänzerin

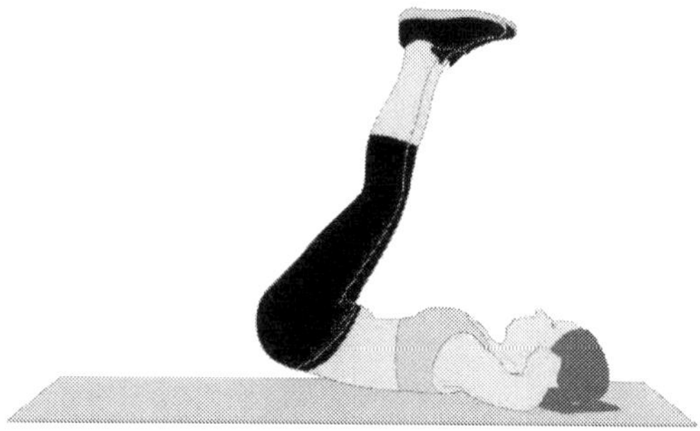

Schwierigkeitsgrad: hohe bis sehr hohe Intensität

Was zeichnet diese Übung aus?

Obwohl die Bewegung bei dieser Übung sehr klein ist, müssen die Muskeln jede Menge Arbeit leisten. Dabei werden vor allem die unteren Bereiche der Bauchmuskeln intensiv trainiert.

Ausgangsstellung:

Die Übung wird im Liegen durchgeführt. Verwende als Unterlage eine Übungsmatte oder einen dicken Teppich, um deinen Rücken zu schonen.

Lege dich auf den Rücken. Dein Kopf liegt in natürlicher Verlängerung der Wirbelsäule, dein Blick ist während der gesamten Übung gerade nach oben gerichtet. Ziehe leicht das Kinn zurück, um deinen Nacken gedehnt zu halten.

Lege deine Arme seitlich neben deinen Kopf. Die Ellbogen sind leicht angewinkelt, die Handflächen zeigen zum Kopf.

Ziehe deine Knie zur Brust, damit dein unterer Rücken vollständig auf der Unterlage aufliegt. Dann strecke die Beine zur Decke. Deine Füße sind gestreckt und leicht nach außen gedreht.

Spanne deine Bauchmuskeln an, aktiviere deinen Beckenboden und drücke deinen unteren Rücken fest gegen die Unterlage.

So wird es gemacht:

Atme aus, spanne deine Bauchmuskeln noch stärker an und hebe deinen Po langsam ein kleines Stück vom Boden. Deine Beine ziehen dabei senkrecht in Richtung Zimmerdecke.

Beim Einatmen lass deinen Po langsam wieder in die Ausgangsstellung sinken.

Am Ende der letzten Wiederholung hebe deinen Po nochmals an und halte die Muskelspannung acht Sekunden lang. Atme währenddessen ganz ruhig und gleichmäßig weiter.

Beachte auch:

Nur mit starken Bauchmuskeln ist es möglich, den Po merklich vom Boden zu heben. Doch auch der Versuch sorgt schon für so viel Muskelspannung, dass das Training wirksam ist.

Falls du deine Beine nicht völlig strecken kannst, genügt es, sie so weit wie möglich zu strecken. Die Knie sollten sich dann in etwa oberhalb des Bauchnabels befinden. Die Übung ist zwar umso leichter, je stärker die Beine angewinkelt sind, aber dann leider nicht mehr so wirkungsvoll.

Im Kamelgang

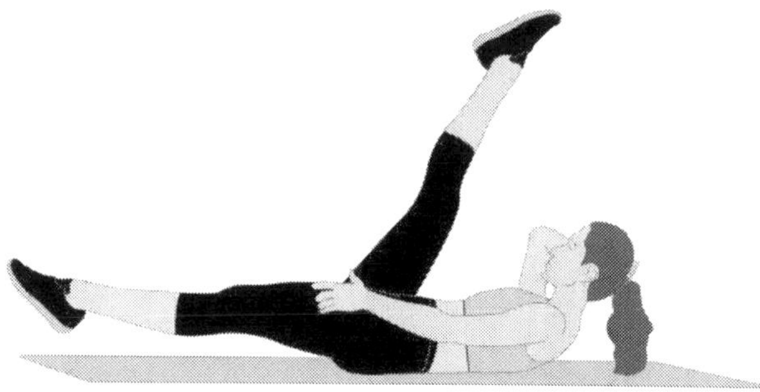

Schwierigkeitsgrad: hohe bis sehr hohe Intensität

Was zeichnet diese Übung aus?

Diese Übung ist nicht nur ein prima Training für deine Bauchmuskeln, sondern sie verbessert auch die Bewegungskoordination.

Ausgangsstellung:

Die Übung wird in der Rückenlage durchgeführt. Dein Kopf liegt in natürlicher Verlängerung der Wirbelsäule. Dein Blick ist nach oben gerichtet. Ziehe dabei das Kinn zurück, um den Nacken zu dehnen.

Strecke deine Arme senkrecht nach oben. Deine Fingerspitzen zeigen zur Decke und die Handflächen weisen zueinander.

Ziehe die Knie zur Brust, damit dein unterer Rücken ganz auf der Unterlage aufliegt.

Dann strecke die Beine senkrecht nach oben.
Deine Füße sind angewinkelt, als würdest du an der Zimmerdecke laufen wollen, die Beine sind etwa hüftbreit geöffnet.

Spanne deine Bauchmuskeln und deinen Beckenboden an und löse deinen Kopf und deine Schultern ein kleines Stück vom Boden.

So wird es gemacht:

Atme aus und führe dabei deinen linken Arm und dein linkes Bein gestreckt nach vorne. Gleichzeitig senke deinen rechten Arm und dein rechtes Bein ebenso weit in die entgegengesetzte Richtung.
Beim Einatmen kehre mit Armen und Beinen wieder in die Ausgangsstellung zurück.

Beim nächsten Ausatmen führe dieselbe Bewegung seitenverkehrt durch. Atme während des Bewegungsablaufs gleichmäßig und ruhig in deinem Rhythmus weiter.

Wiederhole den gesamten Ablauf mit flüssigen Bewegungen mindestens acht Mal. Danach löse die Stellung auf. Lege dich bequem auf den Rücken, schüttele die Arme und Beine kurz aus und nehme dir einige tiefe Atemzüge lang Zeit, um dich zu entspannen.

Beachte auch:

Führe die Bewegungen langsam und gleichmäßig im Rhythmus mit deinem Atem durch.

Achte darauf, dass dein unterer Rücken während der gesamten Übung festen Kontakt mit der Unterlage hat, und deine Schultern nicht unwillkürlich absinken.

Hock-Sprung

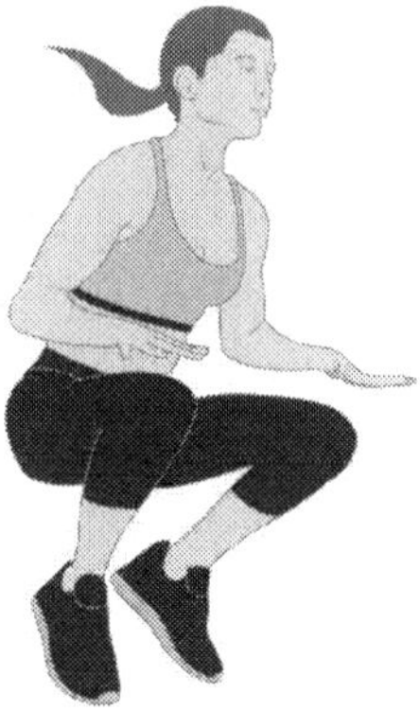

Schwierigkeitsgrad: hohe bis sehr hohe Intensität

Was zeichnet diese Übung aus?

Diese herausfordernde Übung trainiert sehr gut deine Bauchmuskeln und ist gleichzeitig auch ideal für die Stärkung deiner Beine und des Po.

Ausgangsstellung:

Diese Übung wird im Stehen durchgeführt. Dein Blick ist nach vorne gerichtet und deine Hände befinden sich angewinkelt an den Seiten deines Körpers.

Deine Beine stehen hüftbreit zueinander. Die Füße befinden sich auf Höhe der Schultern, sind etwas nach außen geneigt und berühren sich nicht.

Gehe nun tief in die Hocke und achte darauf, dass sich deine Knie nicht vor den Zehen befinden.

Spanne dabei deine Bauchmuskeln an und drücke das Becken nach vorne.

So wird es gemacht:

Drücke nun deine Füße vom Boden ab und springe so hoch wie es dir möglich ist. Deine Arme benutzt du dabei als Unterstützung der Körperspannung, diese sollten nach vorne mitschwingen, um eine noch größere Höhe zu erreichen.

Ziehe deine Knie beim Hochspringen in Richtung deiner Brust, desto näher sich diese dort befinden, umso effektiver ist die Wirkung auf deine Bauchmuskeln.

Lande weich und auf derselben Stelle, von der du gesprungen bist. Gehe nun ohne Pause wieder in die Hocke und starte sofort den nächsten Sprung.

Achte darauf, dass ein kontinuierlicher Bewegungsablauf stattfindet und du die Übung ohne Unterbrechungen ausführst.

Dabei atmest du beim Hochspringen aus und bei der Landung ein.

Beachte auch:

Dein Oberkörper sollte bei dieser Übung relativ aufrecht und nicht so sehr nach vorne gebeugt sein.

Führe die Sprünge mit voller Kraft und mit so viel Power aus, wie dir möglich ist.

Diese Übung kann sehr herausfordern, vor allem für Anfänger, sein. Achte deshalb darauf, dass du diese in einem für dich richtigen Tempo gestaltest.

Hierbei sind nicht so sehr die Anzahl der Wiederholungen entscheidend, sondern insbesondere die korrekte Ausführung.

Sofa-Crunch

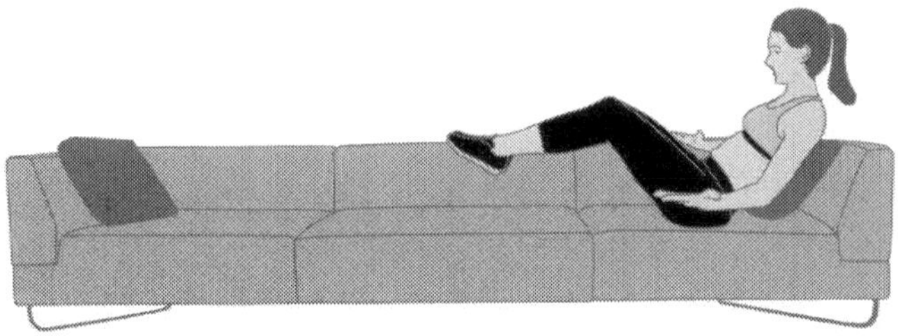

Schwierigkeitsgrad: leichte bis sehr leichte Intensität

Was zeichnet diese Übung aus?

Das Besondere an dieser Übung ist der Ort, an dem diese durchgeführt wird - nämlich auf deinem Sofa. Damit sollte es keine Ausreden mehr geben, nicht wenigstens in der Werbepause beim Fernsehen kurz etwas für deine Bauchmuskeln zu tun.

Ausgangsstellung:

Für diese Übung benötigst du ein festes Kissen, welches du gegen die Armstütze des Sofas lehnen kannst. Setze dich davor und lehne dich an das Kissen, sodass dein Rücken schräg nach hinten geneigt ist.

Winkele deine Beine an. Hebe die Füße vom Boden, sodass sich deine Knie über deiner Hüfte befinden und Ober- und Unterschenkel einen rechten Winkel bilden. Deine Beine sind dabei geschlossen.

Strecke deine Arme waagerecht nach vorne. Deine Handflächen zeigen nach oben.

Halte deinen Kopf in natürlicher Verlängerung der Wirbelsäule. Dein Blick ist geradeaus gerichtet. Ziehe dabei dein Kinn leicht zurück, um deinen Nacken aufzurichten.

Spanne deine Bauchmuskeln an, ziehe deinen Bauchmuskel sanft nach innen und drücke deinen unteren Rücken gegen das Kissen. Auch deine Beckenbodenmuskeln sind leicht angespannt.

So wird es gemacht:

Atme aus und hebe dabei langsam deinen Oberkörper weiter an. Dein Kopf bleibt dabei in der Verlängerung der Wirbelsäule.

Beim Einatmen lockere die Muskelspannung wieder und kehre in die Ausgangsstellung zurück.

Nach der vierten Wiederholung gehe nochmals in die Endstellung und halte diese etwa acht Sekunden lang. Atme während dieser Zeit tief und gleichmäßig weiter, halte nicht die Luft an.
Anschließend löse die Stellung auf und lehne dich bequem zurück. Atme einige Male tief durch, entspanne dich und spüre der Wirkung der Übung nach.

Beachte auch:

Am besten lässt sich die Übung durchführen, wenn dein Sofa nicht zu leicht ist, damit du nicht zu weit einsinkst. Notfalls kannst du auch auf den Boden vor dem Sofa ausweichen.

Je schräger du am Kissen lehnst, desto schwieriger ist die Übung. Sorge stets dafür, dass das Kissen deinen unteren Rücken fest stützt und nicht plötzlich wegrutschen kann.

Hula-Hoop

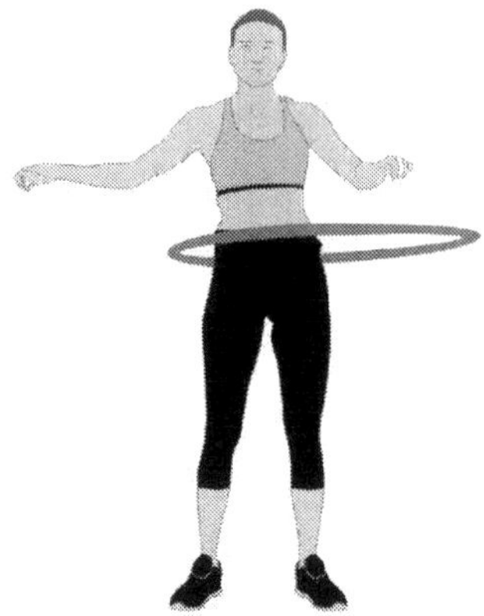

Schwierigkeitsgrad: leichte bis sehr leichte Intensität

Was zeichnet diese Übung aus?

Diese Übung verbessert die Beweglichkeit deines Beckens und trainiert dabei spielerisch alle Bauchmuskeln. Gleichzeitig fördert sie deine Koordinationsfähigkeit und hilft dir dabei, deinen Bauch besser wahrzunehmen.

Ausgangsstellung:

Die Übung wird im Stehen durchgeführt. Du benötigst dafür genügend Platz, um dich nicht an Möbelecken zu stoßen. Besonders mit Reifen funktionieren Hula-Hoop umso besser, je freier du dich bewegen kannst.

Du kannst die Übung sowohl mit einem Hula-Hoop-Reifen als auch ohne einem durchführen. Mit Reifen ist sie schwungvoller und aktiver, ohne kannst du dich besser auf die Bewegungsabläufe konzentrieren.

In beiden Fällen beginnst du in derselben Ausgangsstellung.

Stelle dich aufrecht hin. Deine Füße sind etwa hüftbreit geöffnet. Gehe dabei leicht in die Knie.

Richte deinen Rücken auf, indem du deinen Brustkorb leicht anhebst. Ziehe dein Kinn etwas zurück, um auch den Nacken auszurichten. Dein Blick ist geradeaus gerichtet.

So wird es gemacht:

Mit Reifen: Lasse den Reifen um deine Taille kreisen und atme dabei gleichmäßig weiter bis tief in den Bauch.
Wechsele nach der Hälfte der Zeit die Richtung. Lasse dich nicht entmutigen, wenn der Reifen zunächst immer wieder abrutscht.

Ohne Reifen: Stütze deine Hände in deine Hüften. Kreise dann locker mit deinem Becken. Kippe es zur Seite, nach vorne, zur anderen Seite und nach hinten, und lasse es einen möglichst großen Kreis beschreiben. Spanne dabei immer, wenn du nach vorne kommst, bewusst deine Bauchmuskeln an. Kreise auch hier ebenso oft im Uhrzeigersinn wie gegen ihn.

Beachte auch:

Die Bewegung beim Hula-Hoop findet vor allem im Becken statt. Dein Oberkörper und dein Kopf bleiben während der gesamten Übung locker aufgerichtet.
Wenn du die Übung ohne Schuhe durchführst, hast du einen besseren Stand.
Am besten trainiere mal mit Reifen und mal ohne. So kannst du die Vorteile beider Varianten für dich nutzen.

Bauchmassage

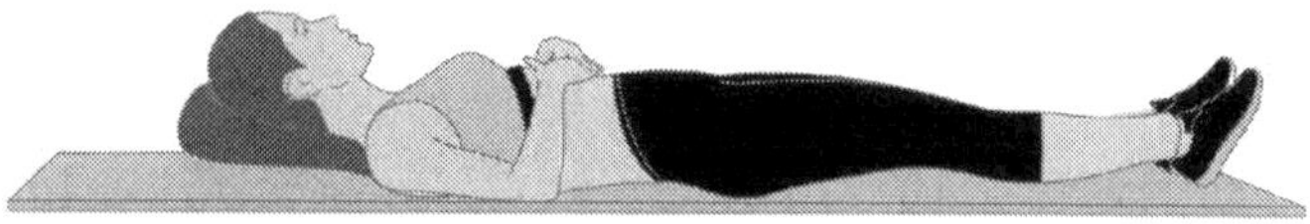

Schwierigkeitsgrad: leichte bis sehr leichte Intensität

Was zeichnet diese Übung aus?

Die Bauchmassage hilft dir dabei, einen besseren Kontakt zu deiner Körpermitte herzustellen. Sie regt die Verdauung an und verbessert die Durchblutung.

Ausgangsstellung:

Am besten führst du die Bauchmassage im Liegen durch. Dabei darfst du es ruhig weich und bequem haben.

Lege dich auf den Rücken, winkele die Beine an und stelle die Füße auf. Deinen Kopf darfst du mit einem kleinen Kissen stützen.

Reibe deine Handflächen kräftig aneinander, um diese anzuwärmen. Dann lege deine Hände flach auf deinen Bauch und spüre deiner Wärme nach.

So wird es gemacht:

Du beginnst die Massage, indem du sanft mit einer Hand um den Bauchnabel kreist. Massiere dabei im Uhrzeigersinn. Kreise von der rechten Hüfte nach oben, über den Oberbauch zur linken Seite, dort hinab zur linken Hüfte und schließlich über den Unterbauch zurück zum Ausgangspunkt. Wiederhole dies mindestens zehn Mal.

Anschließend lege beide Hände links und rechts auf deinen Unterbauch.
Streiche deine Bauchmuskeln mit den Fingerspitzen in großen Kreisbögen zu den Körperseiten hin aus. Dabei wandern deine Hände langsam nach oben bis zum Rippenbogen.

Streiche an den Körperseiten zurück zur Ausgangssituation und wiederhole diesen Teil der Massage ein Mal.

Anschließend knetest du zwischen deinen Fingerspitzen und Daumen deine Körperseiten von den Rippen bis zur Hüfte. Lasse deine Hände sanft zurückgleiten und wiederhole dies einige Male.

Zum Abschluss der Massage lege deine Hände nochmals nebeneinander auf deinen Bauch. Atme mehrere Male tief bis in den Bauch und spüre der Wirkung der Massage nach.

Beachte auch:

Am besten wirkt die Massage, wenn sie auf der nackten Haut durchgeführt wird.

Drücke nicht zu fest zu, die Massage soll niemals Schmerzen verursachen. Lass deine Hände stets behutsam über die Haut gleiten.

Bei trockener Haut kannst du die Massage auch mit Massageöl durchführen. Am besten eignet sich dafür hochwertiges Mandel- oder Jojobaöl.

Abrollen im Sitzen

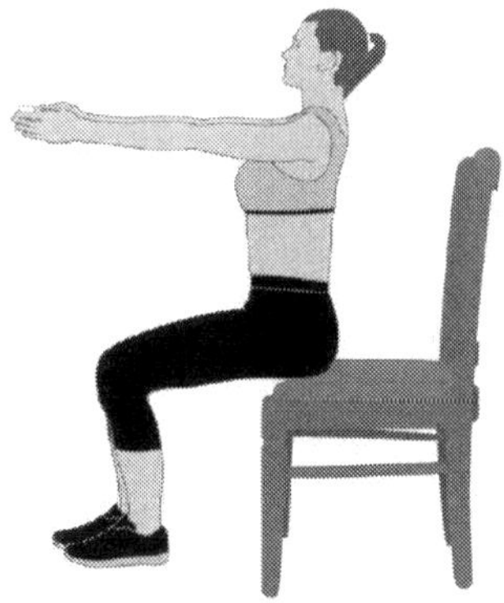

Schwierigkeitsgrad: leichte bis sehr leichte Intensität

Was zeichnet diese Übung aus?

Mit dieser Übung kannst du deine Bauchmuskeln trainieren, auch wenn du einmal keinen Platz zum Hinlegen hast, wie zum Beispiel im Büro. Sie ist außerdem besonders gut für den queren Bauchmuskel, der den Bauch schön flach hält.

Ausgangsstellung:

Die Übung wird im Sitzen durchgeführt. Am besten auf einem feststehenden Stuhl mit gerader Sitzfläche.

Setze dich an die Vorderkante der Sitzfläche. Deine Füße stehen hüftbreit flach auf dem Boden, die Knie befinden sich über deinen Füßen. Ober- und Unterschenkel bilden einen rechten Winkel.

Richte den Rücken auf, indem du den Brustkorb hebst. Stell dir vor, du würdest an der höchsten Stelle des Kopfes sanft nach oben gezogen.

Strecke deine Arme waagerecht nach vorne aus. Deine Handflächen zeigen zueinander. Spanne leicht die Bauchmuskeln und die Muskeln deines Beckenbodens an.

So wird es gemacht:

Atme aus, kippe dein Becken nach hinten und neige langsam deinen Rumpf nach hinten.
Dein Kopf bleibt dabei aufrecht, deine Arme sind weiterhin waagerecht ausgestreckt.

Beim Einatmen kehrst du ebenso langsam in die Ausgangssituation zurück.

Wiederhole dies vier Mal. Anschließend neige dich nochmals in die Endstellung und halte diese für acht Sekunden.

Danach kehre in die aufrechte Sitzposition zurück. Nimm dir noch etwas Zeit, um einige Male tief bis in den Bauch hinein durchzuatmen und dich zu entspannen.

Beachte auch:

Falls deine Muskeln noch nicht kräftig genug sind, neige dich nur so weit, wie du die Bewegung kontrolliert durchführen kannst. Achte darauf, nicht ins Hohlkreuz zu fallen.

Falls der Stuhl eine Rückenlehne hat, setze dich entweder seitlich darauf, oder neige dich nur so weit zurück, bis du fast an die Lehne anstößt.
Falls du auf einem Bürostuhl mit Rollen übst, achte darauf, dass dieser nicht plötzlich wegrollt.

Seitbeugen

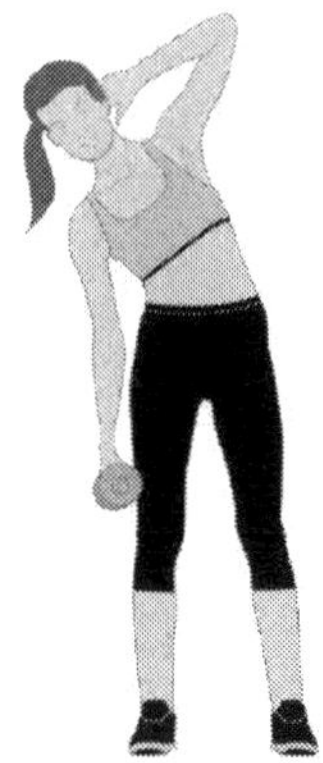

Schwierigkeitsgrad: leicht bis sehr leichte Intensität

Was zeichnet diese Übung aus?

Beim Seitbeugen werden besonders die schrägen Bauchmuskeln trainiert. Das strafft die Taille und außerdem stabilisiert es den Rumpf.

Ausgangsstellung:

Die Übung wird im Stehen durchgeführt. Du benötigst dafür ein geeignetes Gewicht, beispielsweise eine Hantel oder eine gefüllte Einkaufstüte. Das Gewicht sollte nicht allzu schwer sein, sodass du die Hantel oder Tüte problemlos mit einer Hand halten kannst.

Stelle dich aufrecht hin. Deine Füße stehen etwa hüftbreit nebeneinander, die Fußspitzen zeigen nach vorne. Halte deinen Kopf in Verlängerung der Wirbelsäule aufgerichtet, als würdest du an seiner höchsten Stelle sanft nach oben gezogen. Dein Blick ist geradeaus gerichtet. Nimm die Hantel in deine rechte Hand. Deine Arme hängen locker herab.

So wird es gemacht:

Neige deinen Oberkörper etwas zur rechten Seite, ohne ihn dabei zu drehen. Deine rechte Hand befindet sich nun höchstens eine Handbreite tiefer als zuvor.

Atme aus und richte deinen Oberkörper in die Ausgangsstellung auf.

Setze die Bewegung zur linken Seite fort, bis dein Oberkörper ebenso weit nach links geneigt ist wie zuvor nach rechts.

Beim Einatmen kehre über die Ausgangsstellung in die nach rechts geneigte Haltung zurück.
Am Ende der letzten Wiederholung neige deinen Körper nochmals nach links in die Endstellung und halte diese etwa acht Sekunden lang. Atme dabei gleichmäßig weiter.

Löse die Stellung auf und entspanne dich kurz, bevor du die Hantel in die andere Hand nimmst und die Übung seitenverkehrt wiederholst.

Beachte auch:

Dein Oberkörper zeigt gerade nach vorne: Neige dich zur Seite, ohne dich dabei in der Hüfte zu drehen.

Halte während der ganzen Übung leicht deine Bauch- und Beckenbodenmuskeln gespannt, um nicht ins Hohlkreuz zu kommen. Ziehe deine Schulterblätter leicht nach hinten und unten.
Dein Oberkörper bewegt sich wie das Pendeln einer Uhr, aber nur ein kleines Stück zu jeder Seite. Achte darauf, nicht in der Hüfte einzuknicken.

Bauch-weg Schnellprogramme

Die Trainingssysteme, die ich dir hier vorstellen möchte, bieten dir die ideale Möglichkeit, sie in deinen Alltag zu integrieren. Noch besser wäre es natürlich, wenn du dir kleine Übungsprogramme zusammenstellst und diese regelmäßig zwei bis drei Mal die Woche durchführst. Dieser Weg wird dir die best- und schnellstmöglichen Ergebnisse liefern. Es ist dabei vor allem sinnvoll, mindestens drei bis vier Übungen miteinander zu kombinieren.

Achte beim Erstellen eines eigenen Workouts bitte besonders darauf, dich nicht zu überfordern. Auch wenn du vereinzelt einige Übungen mit hohem Schwierigkeitsgrad gut bewältigen kannst, kann eine Kombination aus mehreren dieser Kategorie zu viel des Guten sein. Deshalb sollte jedes Workout auch aus möglichst abwechslungsreichen Übungen bestehen, die alle Anteile der Bauchmuskulatur beanspruchen.

Die folgenden Schnellprogramme, die ich dir gerne vorstellen möchte, bieten dir einige Ideen dazu, wie dein persönliches Trainingssystem aussehen könnte. Du kannst natürlich auch alle Eins zu Eins übernehmen.

Die Übungen werden deine Bauchmuskeln auch bei geringerer Intensität spürbar fordern. Deshalb ist es wichtig, dass du dir nach jeder Übung eine kurze Pause gönnst.
Entspanne und Atme tief ein und aus.

Du wirst drei Systeme kennenlernen, die je nach Können des Anwenders ausgewählt werden sollten.

Das Schnellprogramm für Anfänger

Dieses Programm ist für diejenigen, die gerade erst mit dem Bauchtraining angefangen haben und mit einfachen Übungen erste Erfolge erzielen wollen:

1. Den Bauch spüren
2. Gerade Situps
3. Katzenbuckel
4. Seitstütz

Das 5-Minuten-Program

Wenn du schon etwas Erfahrung mit den Bauchübungen gemacht hast und vor intensiveren Übungen nicht zurückschreckst, ist dieses Programm genau richtig für dich. Es beansprucht alle Bauchmuskeln und dauert dabei nur wenige Minuten.

1. Hüftrollen
2. Die Brücke
3. Ellbogen-Knie-Situps
4. Knieheben
5. Seitheben im Liegen

Das 10-Minuten-Programm

Dieses Programm solltest du erst dann auswählen, wenn deine Bauchmuskeln schon kräftiger sind und du dir etwas Zeit nehmen möchtest, um sie umfassend zu trainieren. Je mehr Übungen ein Programm kombiniert, desto wichtiger ist es, den Schwierigkeitsgrad der einzelnen Übungen nicht zu hoch zu wählen und genügend Zeit für die Erholungsphasen einzuplanen.

1. Den Bauch spüren
2. Kniedrücken seitlich
3. Die Waage
4. Katzenbuckel
5. Beckenheben
6. Seitheben im Liegen
7. Die Tänzerin
8. Radfahren
9. Dehnen und entspannen

Bauchfett schmelzen lassen – Mit diesen zusätzlichen Tipps gelingt's!

Ausreichend Bewegung, gezielte Übungen und die richtige Ernährung: Diese Faktoren stellen die absoluten Grundpfeiler zur Verbrennung von Bauchfett und damit einhergehend für einen definierten Bauch dar.

Zusätzlich möchte ich dir an dieser Stelle noch einige weitere Tipps und Tricks zeigen, die dir in Kombination mit den richtigen Übungen und einer gesunden Ernährung dabei helfen, die Fettverbrennung anzukurbeln und so schnelle und bessere Erfolge zu erzielen.

Das Tolle an den folgenden Tipps: Sie sind...

- leicht umsetzbar
- perfekt in den Alltag integrierbar
- und wissenschaftlich fundiert

Tipp 1: Lasse ab und zu das Frühstück weg

Ja, du hast richtig gelesen! Zwar hält sich in unserer Gesellschaft hartnäckig der Mythos, dass es ungesund sei oder sogar den Stoffwechsel verlangsamen könne, eine Mahlzeit wegzulassen – wissenschaftlich belegt ist dies jedoch nicht. Ganz im Gegenteil: Verschiedene wissenschaftliche Studien haben entgegen dieser Annahme gezeigt, dass der Körper die exakt gleiche Menge an Kalorien pro Tag verbrennt – egal ob man eine Mahlzeit von 1000 Kalorien auf einmal oder über mehrere Portionen über den Tag verteilt zu sich nimmt. Zu einer Verlangsamung des Stoffwechsels kommt es tatsächlich nur dann, wenn man über mehrere Tage (ab etwa 3 Tagen) keine feste Nahrung zuführt.

Der Körper fährt dann in den sogenannten Hungermodus herunter, was bedeutet, dass er alles, was gegessen wird, schneller einlagert.

Über kurze Perioden nichts zu essen, also zu fasten, bewirkt das Gegenteil: Der Stoffwechsel bzw. Metabolismus wird beschleunigt, was sich langfristig positiv auf die Fettverbrennung und deinen Bauchumfang auswirken wird. Dabei musst du nicht jeden Tag auf dein Frühstück verzichten. Bereits 2 bis 3 „Fastentage“ pro Woche genügen.

Wie wirkt sich nun aber das Weglassen des Frühstücks konkret auf die Fettverbrennung aus?

Wenn du deinem Körper über eine längere Zeit (durch Vermeiden des Frühstücks also über Nacht + der Zeitraum bis zum Mittagessen) keine Nahrung zuführst (Wasser ausgenommen) und er dabei keine Energie aus zugeführtem Essen gewinnen kann, greift dieser auf andere Energiequellen zurück. Er kann zur Energiegewinnung entweder die körpereigenen Glucose-Speicher (diese stammen aus Kohlenhydraten) oder die Fett-Speicher nutzen.

Dementsprechend unterscheiden wir zwischen zwei Zuständen: Der Zuckerverbrennung und der Fettverbrennung. Da die Glucose-Vorräte meist leichter abbaubar sind, greift der Körper diese zuerst an. Die Fettverbrennung wird in der Regel erst nach 6 bis 8 Stunden angekurbelt. Das heißt also: Du solltest mindestens 6 bis 8 Stunden nichts essen, um Fett zu verbrennen.
Im Normalfall befindet sich der Körper also am Morgen nach (idealerweise) 7-8 Stunden Schlaf im Fettverbrennmodus. Um diesen Zustand so lange wie möglich aufrecht zu erhalten und um so viel Fett wie möglich zu verbrennen, solltest du also nicht unmittelbar nach dem Aufstehen Nahrung zu dir nehmen. Falls du direkt frühstückst, schaltet der Körper sofort auf die Zuckerverbrennung um und kein weiteres Fett wird verbrannt. Wer allerdings ab und zu auf sein Frühstück verzichtet, der behält den Fettverbrennmodus noch längere Zeit bei.

Dass man sich ohne ein Frühstück schlapp und energielos fühlt, ist zudem oft Einbildung, denn: Der Körper hat genügend

Energie in Form von Fett gespeichert, auf das er zurückgreifen kann. In Fett steckt sogar vier Mal mehr Energie als in Zucker! Wenn du dich ohne dein morgendliches Frühstück dennoch unwohl fühlst und dir vielleicht sogar schwindelig wird, dann kann dies daran liegen, dass dein Körper einfach zu sehr an die Zuckerverbrennung gewohnt ist.

Es kann also einige Zeit dauern, bis du auch ohne Frühstück voller Energie in den Tag starten kannst. Mein Tipp ist daher: Gewöhne deinen Körper langsam an diesen Vorgang. Lasse das Frühstück nicht von heute auf morgen komplett weg, sondern beginne damit, einmal wöchentlich hierauf zu verzichten. Wenn dir das gut gelingt, kannst du dich gerne steigern.

Um deine Fettverbrennung maximal anzukurbeln, bietet es sich an, anstatt des Frühstücks ein kleines Workout zu machen. Wichtig ist, danach ausreichend und ausgewogen zu Mittag zu essen.

Dieses Prinzip der Fettverbrennung funktioniert am besten, wenn man genügend Schlaf hat, und nicht im extremsten Falle noch um Mitternacht den Kühlschrank plündert.
Nach der Fasteneinheit gilt: Iss genau so viel wie sonst auch! Es ist wichtig, dass du trotzdem deine gewöhnliche Kalorienzufuhr zu dir nimmst. Im Grunde reduzierst du durch das Weglassen des Frühstücks dein „Essensfenster“ auf 8 Stunden. Während der Zeit, in der du keine Nahrung zu dir nimmst, kann dein Körper optimal die überschüssigen Fettpölsterchen verbrennen.

Tipp 2: Vermeide dauerhaften Stress

Langzeitstress kann sich auf den Körper höchst negativ auswirken und für die Fettverbrennung fatale Folgen haben. Wenn der Körper Stress hat, produziert er vermehrt das Stresshormon Cortisol. Das Fatale daran: Cortisol sorgt dafür, dass Fett vor allem am Bauch gespeichert wird. Ein weiterer Nachteil: Das Stresshormon kurbelt den Appetit an und bewirkt, dass man sich ständig hungrig fühlt. Für die Fettverbrennung am Bauch bedeutet dies also einen doppelten Nachteil!

Ist der Cortisolspiegel erhöht, steigt außerdem auch der Blutzuckerspiegel, wodurch sich wiederum der Stoffwechsel verlangsamt. Die Verbrennung rund um den Bauch wird durch diesen Vorgang blockiert und der Abbau von Bauchfett gebremst.

Unterscheiden sollte man dabei den gefährlichen langfristigen Stress, der beispielsweise durch berufliche oder finanzielle Probleme ausgelöst werden kann, von akuten Stresssituationen. Diese können sich nämlich sogar vorteilhaft auf den Körper auswirken und positive Effekte auf die Fettverbrennung haben. Eine kalte Dusche beispielsweise stellt zwar „Stress" für den Körper dar, beeinflusst aber insgesamt positiv das körperliche Wohlbefinden.
Lange Stressperioden, auch „chronischer Stress" genannt, wirken sich hingegen langfristig höchst negativ auf den Körper aus.

Wie lässt sich Stress entgegenwirken und dabei körperlichen, stressbedingten Beschwerden vorbeugen?

Folgende Dinge können dabei helfen:

- Konsumiere lustige oder beruhigende Filme, Serien oder Podcasts

- Meditiere - Der Cortisolspiegel lässt sich dadurch um bis zu 20% verringern

- Praktiziere Yoga oder führe Atemübungen durch

- Gönne dir kleine, entspannende Pausen während der Arbeit

- Gestalte dein Zuhause „stressfreundlich", indem du etwa deinen Wohnraum mit Pflanzen ausschmückst - Pflanzen im Haus können Stress nachweislich um bis zu 15% reduzieren

Tipp 3: Cool down

Hast du schon einmal von einem Verfahren namens „Kryoliolyse“ gehört? Hiermit wird eine ganz bestimmte Methode bezeichnet, um ungeliebte Fettpölsterchen loszuwerden. Bei dem Prozess werden Fettdepots gezielt auf Temperaturen zwischen null und vier Grad Celsius heruntergekühlt. Diese Methode soll Fettzellen nachhaltig und im wahrsten Sinne des Wortes zum Schmelzen bringen. Zugegeben: Dieses Verfahren ist ziemlich aufwendig und muss von einem Profi durchgeführt werden. Hinzu kommt, dass die Kryoliolyse ziemlich kostspielig ist.

Die gute Nachricht ist jedoch: Abkühlen kann man sich auch zu Hause ohne größeren Aufwand – jedoch mit ähnlichem Effekt!

Wer sich regelmäßig abkühlt und kalten Temperaturen aussetzt, stimuliert damit unter anderem die Testosteronproduktion, was wiederum dazu führt, dass die Fettverbrennung angekurbelt wird. Außerdem wird der Körper bei niedrigen Temperaturen in einen Zustand versetzt, bei dem er sich im wahrsten Sinne des Wortes „einheizen“ muss, um nicht zu unterkühlen. Dieser Prozess verbraucht wiederum viele Kalorien und wirkt sich damit positiv auf den Verlust von ungeliebten Fettpölsterchen am Bauch aus.

Wer besonders viele Kalorien verbrennen möchte, der sollte am besten niedrige Temperaturen und sportliche Betätigung vereinen, zum Beispiel indem in kaltem Wasser schwimmen gegangen wird. Der Organismus muss hier nicht nur Energie für die sportliche Leistung aufbringen, sondern zudem den Körper warmhalten. Dieser Prozess verbraucht zahlreiche Kalorien extra und bietet damit eine ausgezeichnete Möglichkeit, Körper- und Bauchfett nachhaltig zu verbrennen.

Aber Achtung! Bitte bedenke, dass du deinen Körper niemals über einen zu langen Zeitraum extremer Kälte aussetzen solltest! Oft reichen bereits 5 Minuten aus, um einen Effekt zu erzielen. Wer übertreibt, riskiert eine möglicherweise gefährliche Unterkühlung.

Tipp 4: Gönne dir einen „Cheatday“

Um langfristig Bauchfett zu verlieren, ist neben sportlicher Betätigung vor allem eine gesunde Ernährung essenziell – häufig ist das jedoch leichter gesagt als getan!

Solltest du zu den Menschen gehören, denen es leichtfällt, sich gesund zu ernähren, ohne ab und zu das Verlangen nach ungesundem Essen zu haben, so kannst du diesen Tipp getrost überspringen. Meistens ist es jedoch so, dass es einem von Zeit zu Zeit schwerfällt, sich auf bestimmte gesunde Nahrungsmittel zu beschränken und die Lust auf Fast Food oder Süßem steigt. Sollte es dir ähnlich gehen, ist dieser Tipp genau das Richtige für dich. All denjenigen, die häufig das Gefühl haben, auf Dinge verzichten zu müssen, empfehle ich einen Cheatday.

Um was handelt es sich hierbei?

Im Grunde beschreibt ein Cheatday einen Tag, an dem es erlaubt ist, alles zu essen, worauf du Lust hast - auch die Dinge, auf die du bei deiner alltäglichen Ernährung sonst verzichtest. Sogar zahlreiche Models oder Bodybuilder, die auf fitte und schlanke Körper angewiesen sind, bauen häufig Cheatdays in ihren Alltag ein, um ihre gesunde Lebensweise und den strikten Ernährungsplan für den Rest der Woche durchzuhalten.

Es gibt allerdings zwei Dinge, die du bei der Durchführung unbedingt beachten solltest:

1. Iss niemals mehr als das Doppelte von dem, was du an einem „normalen“ Tag isst.

2. Wähle EINEN festen Tag pro Woche aus, an dem du es dir erlaubst, zu „sündigen“. Dieser Tag ist festgesetzt und sollte nicht durch einen anderen Wochentag ersetzt werden. Wenn du also deinen Cheatday auf den Samstag legst, dann sollte auch in den darauffolgenden Wochen der Samstag dein Cheatday sein.

Insgesamt bietet die Durchführung eines Cheatdays zahlreiche Vorteile, die ich dir an dieser Stelle zusammenfassen möchte:

- Es konnte wissenschaftlich belegt werden, dass durch das einmalige cheaten pro Woche der Stoffwechsel angekurbelt wird - bei schlanken Menschen sogar um bis zu 6,6%! Bei Menschen, die zu Übergewicht neigen, ist immerhin eine Erhöhung von bis zu 2,7% möglich.

- Des Weiteren wird durch einen Cheatday pro Woche die Produktion des Hormons Leptin erhöht. Dieses sorgt dafür, dass dem Gehirn das Signal zugesandt wird, vermehrt Fett am Bauch zu verbrennen.

- Nach der Durchführung eines Cheatdays stellt sich in der Regel ein befriedigendes Gefühl ein. Das liegt unter anderem daran, dass der Wert des Hormons Ghrelin absinkt. Dieses ist dafür zuständig, dass bei uns ein Hungergefühl ausgelöst wird. Dieser niedrige Wert kann sogar bis zu drei Tage lang anhalten.

- Und nicht zu vergessen: Es tut einfach richtig gut, einen Tag in der Woche zu haben, an dem alles gegessen werden darf und auf nichts verzichtet werden muss! Psychologisch gesehen ist der Cheatday also eine tolle Methode, um seine Ziele an den restlichen Wochentagen besser durchzusetzen, ohne dass dabei langfristig Frustration entsteht.

Zusammenfassend lässt sich also festhalten, dass die Einführung eines Cheatdays dabei helfen kann, seinen gesunden Ernährungsstil langfristig durchzuhalten und so Gewicht, und vor allem den ungeliebten Bauchspeck, loszuwerden.

Tipp 5: Achte auf ausreichend Schlaf

„Schlank im Schlaf“ – von diesem Konzept ist immer wieder die Rede. Doch was ist dran an dem Versprechen? Tatsächlich konnte nachgewiesen werden, dass sowohl die Schlafdauer, die Schlafintensität als auch die Qualität des Schlafes entscheidend für den Abnehm-Erfolg sind. Wer dauerhaft zu wenig oder auch schlecht schläft, dem wird es eher schwerfallen, Bauchfett zu verlieren.

Dies lässt sich auch wissenschaftlich belegen: Zu wenig Schlaf sorgt dafür, dass unser Körper vermehrt das Hormon Ghrelin ausschüttet. Dieses ist, wie bereits erwähnt, für unser Hungergefühl zuständig. Eine zu kurze Nacht kann tagsüber also Heißhungerattacken verursachen und ebenso dazu führen, dass wir uns nie richtig gesättigt fühlen.
Daneben ist ausreichender Schlaf wichtig für den Körper, um sich zu regenerieren. Während wir ruhen, leistet unser Organismus erhebliche Arbeit. Schlafen wir allerdings zu wenig oder sehr unruhig, bremst der Körper seinen Energieumsatz, was wiederum verhindert, dass Fettdepots über Nacht abgebaut werden.

Wer also Fett am Bauch verlieren möchte, sollte sich eine feste Schlafroutine aneignen. Optimal sind für einen erwachsenen Menschen 7 bis 8 Stunden Schlaf ohne Unterbrechungen. Beim Einschlafen kann es hilfreich sein, das Handy bis zu einer Stunde vor dem Zubettgehen beiseite zu legen. So wird das Gehirn nicht in Aufregung versetzt und bereits auf die Nachtruhe vorbereitet. Eine gute Alternative ist, ein Buch vor dem Schlafengehen zu lesen. Ein weiterer Tipp: Versuche bis zu drei Stunden vor dem Zubettgehen nichts mehr zu essen. Denn der Körper verarbeitet die aufgenommene Nahrung auch im Schlaf. Wer also kurz vorm Einschlafen noch große Mengen isst, riskiert eine unruhige Nacht.

Anbei möchte ich dir noch einige Tipps mit auf den Weg geben, die für einen erholsamen Schlaf sorgen:

- Verbringe tagsüber möglichst viel Zeit an der frischen Luft – dein Tag-Nacht-Rhythmus wird es dir danken!

- Du kannst abends schlecht einschlafen? Dann mache doch vor dem Zubettgehen noch einen kleinen Spaziergang an der frischen Luft. Dieser führt häufig zu erhöhter Müdigkeit.

- Verzichte abends vor dem Schlafen auf Kaffee und andere koffeinhaltige Getränke.
  Generell solltest du direkt vor dem Zubettgehen keine schwerverdaulichen Speisen mehr zu dir nehmen.

- Gehe idealerweise – und wenn für dich die Möglichkeit dazu besteht – immer zur gleichen Uhrzeit ins Bett.

- Im Schlafzimmer sollte es keinesfalls zu heiß sein – die optimale Raumtemperatur liegt bei etwa 18 Grad Celsius. Auch regelmäßiges Lüften ist sehr zu empfehlen.

- Wer Probleme mit dem Einschlafen hat, sollte sich Lavendel, Baldrian oder Melisse unters Kopfkissen legen. Die pflanzlichen Bestandteile wirken beruhigend und helfen bei Schlafproblemen.

- Dunkle dein Schlafzimmer ab. Bei Dunkelheit fährt dein Körper automatisch in den Schlafmodus.

Zusammenfassend lässt sich also festhalten: Ein ausreichender und intensiver Schlaf ist von großer Bedeutung! Wer regelmäßig nicht genug Ruhe bekommt, wird häufig Rückschläge beim Kampf gegen das Bauchfett erleiden.

Tipp 6: Bleibe motiviert

Einen wichtigen Faktor bei der Reduzierung von Bauchfett spielt die Motivation. Und zwar die RICHTIGE Motivation. Untersuchungen von Forschern der Technischen Universität Lissabon haben ergeben, dass viele Menschen, die gesundheitliche Ziele verfolgen, dazu neigen, sich falsch oder nur unzureichend zu motivieren. Die Wissenschaftler kamen zu dem Schluss, dass sich die Probanden häufig durch sozialen Druck oder dem guten Zureden Dritter zum Abnehmen hinreißen haben lassen.

Wichtig ist allerdings vor allem, wenn die Pfunde purzeln sollen und man Bauchfett verlieren möchte, einen wirklich guten Grund zu finden, der einen auf Dauer ausreichend motiviert. Und diese Gründe findet man letztendlich nur in sich selbst und nicht bei Außenstehenden. Gehe also noch einmal tief in dich und überlege, wieso DU dein Bauchfett verlieren möchtest. Ob deine Motivation nun gesundheitlicher oder ästhetischer Natur ist, spielt dabei keine Rolle. Wichtig ist lediglich, dass der Wunsch aus dir selbst kommt und nicht durch Dritte motiviert ist. Am Ende des Tages wirst du deine Ziele nämlich nur dann erreichen, wenn dein Grund, Fett am Bauch zu verlieren, mit deinen innersten Zielen und Wünschen übereinstimmt.

Tipp 7: Messe deine Erfolge

Dieser Tipp geht Hand in Hand mit Tipp 6: Wer hart arbeitet, möchte natürlich auch Erfolge sehen. Dies hält nicht nur die Motivation aufrecht, sondern zeigt dir, ob du auf dem richtigen Weg bist oder aber vielleicht etwas an deiner Routine ändern solltest.

Die meisten Menschen verlassen sich – wenn es um den Gewichtsverlust oder die Reduzierung von Körperfett geht – auf gewöhnliche Haushaltswaagen, die das Körpergewicht messen. Wenn es dir lediglich um einen Gewichtsverlust geht, ist dies auch naheliegend.

Möchtest du allerdings erfahren, welche Erfolge du bei der Fettverbrennung erzielt hast, kann dir eine herkömmliche Waage nur sehr wenig darüber verraten. Wissenschaftler der Mayo Clinic in Rochester haben sogar herausgefunden, dass ein Drittel aller teilnehmenden Probanden einer körperlichen Studie überhaupt nicht bemerkt haben, dass sich ihre Körperzusammensetzung (also unter anderem der körpereigene Fettanteil) verändert hat, da sie sich lediglich auf eine herkömmliche Gewichtsmessung beschränkt haben.

Wichtig zu wissen ist nämlich: Nur weil deine Waage möglicherweise kein verändertes Gewicht anzeigt, muss das noch lange nicht heißen, dass sich dein Körper nicht verändert hat. Wer beispielsweise viel Kraftsport zur Fettverbrennung betreibt, wird schnell an Muskelmasse zunehmen und damit einhergehend Fett verlieren. Durch den Aufbau der Muskelmasse scheint das Gewicht auf der Waage stetig gleich zu bleiben, vielleicht sogar zuzunehmen. Dies ist jedoch ein Trugschluss: Denn das Fett wird trotzdem abgebaut.

Wer also regelmäßig Erfolge messen möchte, der sollte auf andere Methoden setzen und etwa kontinuierlich den eigenen Bauchumfang messen. Auch gibt es zahlreiche Waagen, die den Körperfettanteil ermitteln können. Nur so werden deine hart erarbeiteten Erfolge wirklich sichtbar und du bleibst motiviert, weiterhin Bauchfett zu verlieren!

10 Lebensmittel, die deinen Bauchspeck zum Schmelzen bringen

Ein dicker Bauch ist meist nicht ausschließlich auf Fettanlagerungen zurückzuführen. Manchmal erscheint unser Bauch auch kräftiger, weil sich überschüssige Luft in ihm befindet. Diese Luft dringt vor allem in unseren Bauchraum, wenn wir schnell oder ungesund essen. Darum ist es besonders wichtig, Lebensmittel zu sich zu nehmen, die die Verdauung fördern und den Stoffwechsel antreiben.
Natürlich ist eine ausgewogene Ernährung für einen flachen Bauch unumgänglich. Allerdings haben die folgenden 10 Lebensmittel einen besonders positiven Effekt – nicht nur auf unseren Blähbauch, sondern auch auf unseren Bauchspeck.

1. Zitrusfrüchte

Zitrusfrüchte haben sich hier besonders gut bewährt. Denn in Zitrusfrüchten sind neben Zitronensäuren auch Bitterstoffe enthalten, welche unseren Appetit auf eine natürliche Weise zügeln. Ganz nebenbei haben diese auch noch einen positiven Effekt auf unsere Gesundheit. Sie wirken gegen Bakterien und beugen Krebs sowie Entzündungen im Körper vor. Die meisten Bitterstoffe stecken übrigens in der Schale und im weißen Bereich der Zitrusfrüchte.

2. Zimt

Zimt ist eigentlich ein Gewürz, er eignet sich jedoch auch hervorragend dazu, um Gerichte wie Haferbrei oder Smoothies leicht zu süßen. Er regt die Verdauung und Fettverbrennung an und zügelt das Verlangen nach Süßem. Auf diese Weise kann Zimt dich dabei unterstützen, Fettgewebe am Bauch zu verlieren und einen Blähbauch zu reduzieren.

3. Probiotische Nahrungsmittel

Außerdem solltest du vor allem auf probiotische Nahrungsmittel setzen. Probiotika sind zum Beispiel in fermentierten Lebensmitteln wie Sauerkraut, Miso, Kimchi und Kefir enthalten. Aber auch probiotische Joghurts ohne Zucker enthalten eine Menge Probiotika.
Ein noch etwas unbekanntes Getränk, welches ebenfalls zu den fermentierten Lebensmitteln gehört, ist „Kanne Brottrunk“. Dieses Getränk wird von der Firma „Kanne“ aus fermentiertem Bio-Vollkornsauerteig hergestellt und enthält unglaublich viele wertvolle Mineralstoffe, wie Mangan, Zink und Eisen. Es beugt einen Blähbauch vor, fördert die Verdauung und schützt vor Darmpilzen.

4. Frische Kräuter

Auch frische Kräuter zählen zu den „Super-Lebensmitteln“, die deinem Bauchfett den Kampf ansagen. Rosmarin und Basilikum regen zum Beispiel besonders den Stoffwechsel an und fördern somit die Fettverbrennung. Aber auch Petersilie unterstützt einen flachen Bauch, indem sie entwässernd wirkt und das Bindegewebe strafft. Zudem ist Petersilie besonders reich an Mineralstoffen und somit perfekt für eine gesunde Ernährung geeignet.

5. Ingwer

Ingwer wird oft als Tee oder Küchengewürz verwendet und hat ebenfalls eine verdauungsfördernde und magenstärkende Wirkung. Es beugt außerdem Blähungen und Völlegefühle nach dem Essen vor und wirkt entkrampfend im Bauchraum. Daher sollte auch dieses Knollengewächs nicht auf deinem Speiseplan fehlen.

6. Kurkuma

Umgangssprachlich wird Kurkuma auch „gelber Ingwer“ genannt und ist normalerweise ein Hauptbestandteil des gelben Currys. Ähnlich wie Ingwer, sorgt Kurkuma für eine bessere Verdauung und regt die Magensaftproduktion an. Das hilft vor allem dabei, den lästigen Blähbauch zu vermeiden.

7. Sellerie

Ein weiteres Wunder-Lebensmittel ist Sellerie. In Sellerie steckt besonders viel Kalium, welches dem Körper dabei hilft, zu entschlacken und überschüssige Wasseransammlungen loszuwerden. Außerdem enthält Sellerie so gut wie keine Kalorien. Somit ist es ein perfektes Gemüse, wenn man besonders am Bauch abnehmen möchte.

8. Apfelessig

Apfelessig wird aus fermentiertem Apfelwein hergestellt und hilft dem Körper dabei zu entgiften. Auch Apfelessig regt die Magensaftproduktion an und hilft somit beim Abnehmen. Es wirkt außerdem antibakteriell und verhindert, dass sich krankmachende Bakterien im Körper ausbreiten. Das macht dieses Lebensmittel besonders gesund und darmschonend.

9. Fenchel

Ein weiteres Lebensmittel gegen Blähungen und Verdauungsbeschwerden ist Fenchel. Als Tee kann es das Völlegefühl senken und Krämpfe im Bauch schnell auflösen. Ein besonderer Effekt von Fenchel ist, dass er schleimlösend wirkt. Daher wird dieser oft bei Schnupfen und Erkältungen angewendet. Nicht umsonst wird Fenchel darum auch als Heilpflanze bezeichnet.

10. Cranberrys

Auch Cranberrys wirken sich positiv auf unseren Magen und Darm, und somit auch auf unseren Bauchumfang aus. Denn sie unterstützen auf einer natürlichen Weise unsere Schleimhäute. Darum haben Cranberrys sich auch besonders gut als Mittel gegen Blasenentzündung bewährt. Außerdem enthalten sie viele wichtige Mineralstoffe, wie zum Beispiel Zink und Phosphor.

So solltest du dich ernähren, wenn du am Bauch abnehmen möchtest

Da sich der Stoffwechsel mit dem Alter verlangsamt, ist es nicht nur wichtig ausreichend Sport zu treiben, sondern auch an seiner Ernährung zu arbeiten und darauf zu achten. Besonders wenn du an deinem Bauch langfristig Fett verlieren möchtest, solltest du deine Ernährungsweise ein wenig anpassen. Grundsätzlich gilt: Wenn du mehr Kalorien zu dir nimmst, als du verbrauchst, wirst du zunehmen und somit auch am Bauch Fett ansetzen.
Wie sieht also die optimale Ernährung für einen flachen Bauch aus?

Wasser

Versuche täglich mindestens 2 bis 3 Liter Wasser zu trinken. Du kannst natürlich auch Tees (ohne Zucker), wie Kräutertee oder Grünen Tee trinken. Schwarzen Tee, Kaffee und Alkohol solltest du hingegen vermeiden. Eine ausreichende Flüssigkeitszufuhr hilft deinem Körper dabei die giftigen Stoffe aus dem Körper zu transportieren und deinen Darm zu entlasten.

Mageren Fisch und mageres Fleisch

Fisch und Fleisch ist für gewöhnlich schwerer verdaulich und sorgt deshalb auch für einen aufgeblähten Bauch. Es liegt nämlich viel länger im Magen als zum Beispiel Obst oder Gemüse. Daher solltest du täglich nicht mehr als 80 Gramm zu dir nehmen und eher zu magerem Fisch und Fleisch greifen. Am besten verwendest du ausschließlich Fleisch aus Biohaltung.

Komplexe Kohlenhydrate

Komplexe Kohlenhydrate sind vor allem in Vollkornprodukten, Haferflocken, Nüssen und Samen enthalten. Diese Dinge tun deinem Magen und Darm zwar gut, du solltest sie allerdings nur in Maßen zu dir nehmen. Denn in großen Mengen sorgen sie ebenfalls für einen aufgeblähten Bauch. Außerdem wird sich dein Fettanteil am ganzen Körper erhöhen, wenn du zu viele komplexe Kohlenhydrate zu dir nimmst.

Pflanzliches Eiweiß

Eiweiß aus Milchprodukten sorgt ebenfalls bei vielen Menschen für einen Blähbauch. Greife daher eher zu Lebensmitteln, die pflanzliches Eiweiß enthalten, wie zum Beispiel Linsen, Erbsen und Brokkoli.
Wenn du Milchprodukte essen möchtest, solltest du vor allem fettarme Produkte wählen. Dazu eignet sich beispielsweise Magerquark oder fettarmer Joghurt.

Ungesättigte Fettsäuren

Fette sind generell nicht schlecht, solange sie ungesättigt sind. Ungesättigte Fettsäuren sind vor allem in pflanzlichen Nahrungsmitteln enthalten. Sie unterstützen unseren Darm und somit auch unsere Gesundheit. Du findest sie in pflanzlichen Ölen, wie Olivenöl oder Leinöl, und in Nüssen sowie Hülsenfrüchten. Aber auch Fischöl enthält wertvolle Omega-3-Fettsäuren (mehrfach ungesättigte Fettsäuren) und kann dir beim Abnehmen helfen.

Ballaststoffe

Ballaststoffe sind besonders effektiv, wenn du dein Bauchfett reduzieren möchtest. Denn sie regen den Stoffwechsel ganz besonders gut an. Lebensmittel wie frisches Obst und frisches Gemüse dürfen also auf deinem Speiseplan nicht fehlen.
Pro Tag solltest du mindestens 25 Gramm Ballaststoffe (am besten über den Tag verteilt) zu dir nehmen.

Vermeide diese 6 Lebensmittel für einen flachen Bauch

Für einen flachen Bauch solltest du außerdem auf bestimmte Lebensmittel verzichten. Denn manche Stoffe sorgen dafür, dass sich dein Bauch unnötig aufbläht oder du an Fettmasse zulegst. Versuche diese Lebensmittel deshalb so gut es geht zu vermeiden:

1. Zucker

Wir alle kennen das Problem: Der Zucker ist überall und wir können ihn einfach nicht weglassen!
Allerdings ist Zucker sehr stark für unseren Fettanteil am Bauch verantwortlich. Wenn du also einen flachen Bauch haben möchtest, dann solltest du vor allem Zucker meiden. Sobald unser Körper den Zucker aus dem Blut bis hin zu unseren Zellen transportiert, wird vermehrt Insulin ausgeschüttet. Dadurch kommt es zu einem schnellen Anstieg des Insulinspiegels. Nach kurzer Zeit fällt dieser allerdings auch schnell wieder ab, sodass wir uns in einer Art Energietief befinden. Das ist meist der Moment, in dem wir Heißhungerattacken bekommen und wieder Zucker essen möchten. Schnell entsteht dadurch ein Teufelskreis. Durch zu viel Insulin im Körper wird der Fettabbau gehemmt, sodass wir nur schwer Gewicht verlieren können.

2. Weißmehl

Weißmehl sind leere Kohlenhydrate und sind vor allem in Brot, Nudeln sowie Reis enthalten. Unser Körper speichert leere Kohlenhydrate gerne in Form von Fett in unserer Bauchregion ab. Außerdem wird Weißmehl im Körper zu Zucker umgewandelt und sorgt auf diese Weise ebenfalls dafür, dass unser Insulinspiegel rapide ansteigt und wieder abfällt.

3. Wasser mit Kohlensäure

Wie schon erwähnt wurde, ist es besonders wichtig viel Wasser zu trinken. Versuche aber möglichst Wasser ohne Kohlensäure zu trinken. Denn Kohlensäure bläht den Bauch auf und lässt ihn optisch dicker wirken. Sollte dir stilles Wasser alleine nicht so gut schmecken, dann kannst du eine Zitrone darin auspressen. Das wird deinen Stoffwechsel zusätzlich in Schwung bringen.

4. Salz

Salz ist ebenfalls für unseren dicken Bauch verantwortlich. Denn das darin enthaltene Natriumchlorid bläht in zu hohen Mengen unseren Magen und Darm auf. Außerdem belastet eine zu hohe Salz-Dosis unsere Nieren. Besonders asiatisches Essen wird meist sehr stark gesalzen. Darum sollte man auf diese Art von Essen eher verzichten und generell versuchen, mit weniger Salz auszukommen.

5. Fertigprodukte

In Fertigprodukten sind nicht nur viele Haltbarmacher und chemische Zusatzstoffe enthalten, sondern meist auch besonders viel Zucker und Salz. All diese Stoffe sorgen dafür, dass sich dein Bauch aufbläht. Außerdem sorgen die Geschmacksverstärker, die meist in Fertigprodukten enthalten sind, für einen größeren Appetit. Am besten ist es also, wenn du deine Mahlzeiten immer mit frischen Lebensmitteln zubereitest.

6. Kohl und Bohnen

Manche Lebensmittel sind zwar gesund, sorgen aber trotzdem für einen Blähbauch. Dazu gehören zum Beispiel Kohl und Bohnen. Kleiner Tipp: Koche diese Lebensmittel zusammen mit Kümmel. Das sorgt dafür, dass weniger Gase im Bauch freigesetzt werden.

Du hast nun die besten Übungen und Tipps für einen flachen Bauch und einen gesunden Körper kennengelernt und bist hoffentlich auch schon fleißig dabei, diese umzusetzen.

Nach getaner Arbeit und dem guten Gefühl, etwas für das eigene Aussehen und das Wohlbefinden getan zu haben, hast du dir nun eine Belohnung verdient.

Auf den folgenden Seiten werden dir tolle Ideen und Rezepte für gesunde Smoothies vorgestellt, welche dich auf dem Weg zu einem flachen Bauch unterstützen – und gleichzeitig auch richtig lecker schmecken!

Ich wünsche dir gutes Gelingen und einen guten Appetit!

Rezepte für leckere Smoothies

Apfel-Trauben-Smoothie

Dauer: 5 Minuten

Portionen: Für zwei Personen

Zutaten:

- 1 Apfel, grün
- 80 Gramm Trauben, grün und kernlos
- 1 Kiwi
- ½ Salatgurke
- ½ Bund Minze
- 1 Kästchen Kresse
- 100 ml Wasser

So wird es gemacht:

1. Zunächst die Gurke schälen und kleinschneiden.

2. Dann die Kiwi schälen, halbieren ebenfalls zerkleinern.

3. Jetzt den Apfel waschen, entkernen und ebenfalls kleinschneiden.

4. Nun alle Zutaten zusammen in den Mixer geben, mit 100 ml Wasser auffüllen und pürieren.

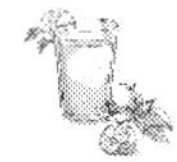

Apfel-Fenchel-Smoothie

Dauer: 5 Minuten

Portionen: Für zwei Personen

Zutaten:

- 1 Birne
- 1 Apfel
- 1 Fenchelknolle
- 2 Feigen, getrocknet
- 5 Gramm Ingwer
- 1 Kästchen Kresse

So wird es gemacht:

1. Zuerst den Apfel und die Birne waschen, die Kerne entfernen und beides in Stücke schneiden.

2. Dann den Fenchel säubern und ebenfalls kleinschneiden.

3. Jetzt den Ingwer schälen und grob zerkleinern. Die Feigen ebenfalls kleinschneiden.

4. Nun alle Zutaten zusammen in den Mixer geben, mit etwas Wasser auffüllen und pürieren.

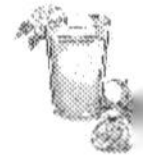

Apfel-Avocado-Smoothie mit Kiwi

Dauer: 10 Minuten

Portionen: Für eine Person

Zutaten:

- ½ kleine Zitrone
- ½ reife Avocado
- 1 Kiwi
- 50 ml Apfelsaft
- 100 ml Mineralwasser
- 3 Eiswürfel

So wird es gemacht:

1. Die Zitrone komplett auspressen.

2. Die Avocado schälen, entkernen und das Fruchtfleisch in grobe Würfel schneiden.

3. Die Kiwi schälen und das Fruchtfleisch ebenfalls in grobe Würfel schneiden.

4. Nun alle Zutaten in einen Mixer geben und zu einer sehr feinen Masse pürieren.

5. Mit Eiswürfeln gekühlt genießen.

Avocado-Smoothie mit Joghurt und Wasabi

Dauer: 15 Minuten

Portionen: Für sechs Personen

Zutaten:

- 1 Bund Koriander
- 1 Frühlingszwiebel
- 2 Avocados
- 1 Limette
- 1 Teelöffel Wasabi Pasta
- 500 ml Kefir
- 450 g Naturjoghurt
- 20 Eiswürfel
- 1 Prise Salz
- 1 Prise Pfeffer

So wird es gemacht:

1. Koriander waschen, abtropfen lassen, Blättchen abzupfen und fein hacken. Zwiebel putzen, waschen und in feine Ringe schneiden. Avocados halbieren, entkernen und das Fruchtfleisch herausschneiden. Diese Zutaten in einen Mixer geben und fein pürieren.

2. Limette halbieren und komplett auspressen. Limettensaft, Wasabi, Kefir und Joghurt zur Avocadomasse geben und alles gut miteinander vermengen. Mit einem Handrührgerät sehr fein pürieren.

3. Mit Eiswürfeln gekühlt genießen.

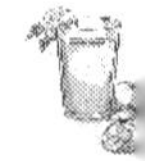

Bananen-Avocado-Smoothie mit Chiasamen

Dauer: 5 Minuten

Portionen: Für zwei Personen

Zutaten:

- 1 Banane
- ½ Avocado
- ½ Esslöffel Chiasamen
- 75 Gramm Sahnejoghurt
- 375 ml Orangensaft
- ¼ Limette

So wird es gemacht:

1. Die Banane schälen und kleinschneiden.

2. Den Stein aus der Avocado entfernen und das Fruchtfleisch mit einem Löffel herauslösen.

3. Die Limette halbieren und auspressen.

4. Nun die Banane zusammen mit Avocado, Limettensaft, Joghurt und Orangensaft in einen Mixer gegeben und pürieren.

5. Den Smoothie auf zwei Gläser aufteilen und die Chiasamen untermengen.

Grüner Birnensmoothie

Dauer: 10 Minuten

Portionen: Für zwei Personen

Zutaten:

- 4 Birnen
- 300 ml Birnensaft
- 100 g Spinat
- ½ Bund Petersilie
- 1 Apfel

So wird es gemacht:

1. Als erstes den Spinat und die Petersilie gründlich waschen.

2. Die Birnen und den Apfel nun waschen, entkernen und in grobe Stücke schneiden.

3. Spinat, Petersilie, Apfel und Birne zusammen mit dem Birnensaft in den Mixer geben und pürieren.

4. In Gläser füllen und genießen.

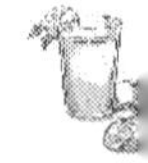

Grüner Detox-Smoothie

Dauer: 10 Minuten

Portionen: Für zwei Personen

Zutaten:

- 350 ml Wasser
- 2 Handvoll Romana Salat
- 2 Stängel Stangensellerie
- 2 Handvoll Blattspinat
- 1 Apfel
- 1 Birne
- 1 Banane
- ½ Limette
- 1 nagelgroßes Stück Ingwer

So wird es gemacht:

1. Salate waschen und in kleine Stücke zerpflücken.

2. Sellerie in fingerlange Stücke schneiden.

3. Apfel und Birne waschen, entkernen und halbieren.

4. Ingwer schälen und Limette auspressen.

5. Erst das Wasser mit dem Salat mixen, dann den Rest hinzugeben.

Grüner Smoothie mit Apfel und Sellerie

Dauer: 10 Minuten

Portionen: Für zwei Personen

Zutaten:

- 1 Apfel
- 1 Stange Sellerie
- 3 Pfefferminzblätter
- 1 Zitrone
- 75 ml Apfelsaft
- 150 ml Wasser

So wird es gemacht:

1. Zitrone halbieren und komplett auspressen. Apfel schälen, halbieren, entkernen und in grobe Stücke schneiden.

2. Sellerie schälen, waschen und grob hacken.

3. Nun alle Zutaten in eine Schüssel geben und sehr fein pürieren.

4. Mit Eiswürfeln gekühlt genießen.

Grüner Möhren-Mix mit Petersilie

Dauer: 10 Minuten

Portionen: Für eine Person

Zutaten:

- 2 Karotten
- 2 Bund Petersilie
- 1 Prise Rohrzucker
- 1 Teelöffel Kürbiskernöl
- 3 Eiswürfel

So wird es gemacht:

1. 1 Karotte schälen, waschen und in sehr feine Streifen schneiden. Die andere Karotte in mundgerechte Stücke schneiden.

2. Petersilie waschen, abtropfen lassen, Blättchen abzupfen und fein hacken.

3. Alle Zutaten in einen Mixer geben und sehr fein pürieren.

4. Mit Eiswürfeln gekühlt genießen.

Melonen-Spinat-Saft mit Zimt

Dauer: 15 Minuten

Portionen: Für eine Person

Zutaten:

- ½ kleine Honigmelone
- 250 g Blattspinat
- 1 kleine Zimtstange
- 1 Prise Muskatnuss
- 3 Eiswürfel

So wird es gemacht:

1. Melone entkernen und in Spalten schneiden. Das Fruchtfleisch herausnehmen und in grobe Würfel schneiden.

2. Spinat mehrmals waschen und abtropfen lassen.

3. Zimt in sehr feine Streifen schaben.

4. Den Spinat leicht ausdrücken.

5. Nun alle Zutaten in einen Mixer geben und sehr fein pürieren. Mit Muskatnuss abschmecken.

6. Mit Eiswürfeln gekühlt genießen.

Mango-Orangen-Smoothie

Dauer: 5 Minuten

Portionen: Für eine Person

Zutaten:

- 3 getrocknete Datteln
- 1 Orange
- ½ Mango
- ½ Bund Petersilie

So wird es gemacht:

1. Die Orange schälen und die Filets herauslösen.

2. Anschließend die Mango schälen, entkernen und das Fruchtfleisch kleinschneiden.

3. Nun die Datteln in einen Mixer geben und Orangenfilets, Mango sowie Petersilie hinzugeben und pürieren.

4. Den Smoothie in ein Glas füllen und genießen.

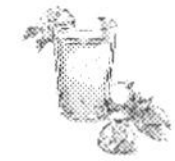

Papaya-Mango-Smoothie

Dauer: 5 Minuten

Portionen: Für zwei Personen

Zutaten:

- 1 Papaya
- ½ Avocado
- ½ Mango
- 100 g Spinat
- 20 g Feldsalat
- 100 ml Matcha Tee

So wird es gemacht:

1. Zuerst die Avocado halbieren, den Stein entfernen und das Fruchtfleisch mit einem Löffel herauslösen.

2. Anschließend die Papaya und die Mango schälen, die Kerne entfernen und beides in grobe Stücke schneiden.

3. Den Spinat und Feldsalat gründlich unter fließendem Wasser waschen.

4. Zum Schluss das Avocado-Fruchtfleisch, die Papaya, die Mango, den Spinat und den Feldsalat in den Mixer geben, mit dem Matcha auffüllen und alles fein pürieren.

5. Den Smoothie in Gläser füllen und genießen.

Papaya-Brombeer-Smoothie

Dauer: 5 Minuten

Portionen: Für eine Person

Zutaten:

- 250 Gramm Brombeeren
- 1 Papaya
- 1 Apfel
- 60 ml Apfelsaft
- 1 Esslöffel Ahornsirup

So wird es gemacht:

1. Als erstes den Apfel waschen, entkernen und grob zerkleinern.

2. Die Brombeeren waschen und zusammen mit dem Apfel in den Mixer geben. Mit dem Apfelsaft auffüllen und pürieren.

3. Ein Glas zur Hälfte mit dem Smoothie füllen.

4. Anschließend die Papaya waschen, entkernen und kleinschneiden. Das Fruchtfleisch in den Mixer geben und ebenfalls pürieren.

5. Mit dem Ahornsirup süßen und auf den Smoothie geben.

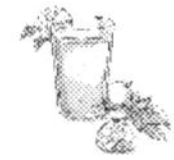

Ananas-Kokos-Smoothie

Dauer: 10 Minuten

Portionen: Für vier Personen

Zutaten:

- 300 g Joghurt
- 400 ml Kokosmilch
- 600 g Ananas, frisch, gewürfelt
- 8 cl Kokossirup
- 4 kleine Ananasstücke
- 4 Minzblätter

So wird es gemacht:

1. Den Joghurt, die Kokosmilch und das Ananasfruchtfleisch mit Kokossirup in einen Mixer geben und fein pürieren.

2. 1 Stunde im Kühlschrank kühl stellen.

3. Den Smoothie in Gläser füllen, mit je einem Ananasstück und Minzblatt garnieren und genießen.

Ananas-Mango-Smoothie

Dauer: 5 Minuten

Portionen: Für zwei Personen

Zutaten:

- ½ Ananas
- ½ Mango
- 1 Orange
- ¼ Limette
- 5 Gramm Ingwer, geschält
- 100 ml Bio-Kokoswasser
- ½ Bund Koriander

So wird es gemacht:

1. Zunächst die Ananas schälen und kleinschneiden. Den holzigen Teil entfernen.

2. Dann die Mango entkernen und das Fruchtfleisch mit einem Löffel aus der Schale lösen.

3. Anschließend die Orange halbieren und auspressen. Die Limette ebenfalls halbieren und entsaften.

4. Nun Ananas, Mango, Ingwer, Koriander, Kokoswasser, Orangen- und Limettensaft in einen Mixer geben und pürieren.

5. Zum Schluss den Smoothie in zwei Gläser füllen und genießen.

Wassermelonen-Smoothie

Dauer: 10 Minuten

Portionen: Für zwei Personen

Zutaten:

- 1 Limette
- ½ Wassermelone
- 200 ml Kokosdrink
- 4 Blätter Minze
- Eiswürfel

So wird es gemacht:

1. Die Limette halbieren und den Saft auspressen.

2. Das Wassermelonenfruchtfleisch direkt in der Schale pürieren. Wahlweise aus der Schale löffeln und die Kerne entfernen. Das Fruchtfleisch mit Kokosdrink, Limettensaft und Minze nochmals fein pürieren und mit Eiswürfeln in der ausgehöhlten Melone anrichten.

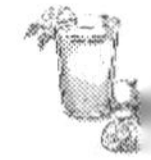

Kiwi-Blaubeer-Smoothie

Dauer: 10 Minuten

Portionen: Für zwei Personen

Zutaten:

- 60 g Blattspinat
- 4 Kiwis
- 200 g Blaubeeren
- 2 Bananen
- 200 ml Mandelmilch

So wird es gemacht:

1. Den Spinat waschen und die Kiwis schälen. 2 Kiwis in Scheiben schneiden. Weitere grob würfeln.

2. Die Bananen schälen sowie die Blaubeeren waschen.

3. Den Spinat, die gewürfelten Kiwis, die Banane und 200 ml Wasser fein Mixen.

4. Die Blaubeeren mit Mandelmilch mixen.

5. Die Kiwischeiben an den Rand der Gläser verteilen.

6. Grünen Smoothie einfüllen. Anschließend blauen Smoothie darüber gießen.

Kiba-Smoothie mit Zitronenmelisse

Dauer: 5 Minuten

Portionen: Für zwei Personen

Zutaten:

- 1 Banane
- 500 Gramm Kirschen
- 5 Blätter Zitronenmelisse

So wird es gemacht:

1. Als erstes die Banane schälen und in Scheiben schneiden.

2. Die Kirschen waschen, den Stein entfernen und ebenfalls zerkleinern.

3. Kirschen und Bananenscheiben in den Mixer geben und fein pürieren. Sollte ihnen das Püree zu fest sein, können sie etwas Wasser oder Saft hinzufügen.

4. Zum Schluss den Smoothie in Gläser füllen und mit der Zitronenmelisse garnieren.

Erdbeer-Joghurt-Smoothie

Dauer: 5 Minuten

Portionen: Für zwei Personen

Zutaten:

- 400 Gramm Erdbeeren
- 100 Gramm Bio-Naturjoghurt
- 200 ml Mandelmilch
- 2 ½ Stiele Minze

So wird es gemacht:

1. Zunächst die Erdbeeren waschen, das Grün entfernen und halbieren.

2. Die Minze waschen und die Blätter zupfen.

3. Erdbeeren und Minze zusammen mit Joghurt und Mandelmilch in einen Mixer und fein pürieren.

4. Den Smoothie in Gläser füllen und genießen.

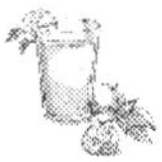

Roter Smoothie

Dauer: 10 Minuten

Portionen: Für zwei Personen

Zutaten:

- 200 g Erdbeeren
- 150 g Himbeeren
- 100 g Heidelbeeren
- 1 Banane

So wird es gemacht:

1. Die Beeren waschen und abtropfen lassen.

2. Die Banane schälen und grob würfeln.

3. Alle Zutaten in einen Mixer geben und fein pürieren.

Gelber Smoothie

Dauer: 10 Minuten

Portionen: Für zwei Personen

Zutaten:

- 1 Mango
- 1 Banane
- 1 Stück Ingwer (etwa 1 cm)
- 100 ml Wasser

So wird es gemacht:

1. Das Fruchtfleisch der geschälten Mango rund um den mandelförmigen Kern abschneiden.

2. Alle Früchte schälen und grob würfeln. Den Ingwer nach dem Schälen in Scheiben schneiden.

3. Alle Zutaten mit 100 ml Wasser in einen Mixer geben und fein pürieren.

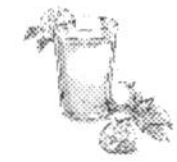

Tomaten-Soja-Smoothie mit Basilikum

Dauer: 10 Minuten

Portionen: Für eine Person

Zutaten:

- 2 Tomaten
- 2 Bund Basilikum
- 100 ml Sojadrink
- 1 Prise Salz
- 3 Eiswürfel

So wird es gemacht:

1. Tomaten waschen, Strunk entfernen, halbieren, entkernen und das Fruchtfleisch in Würfel schneiden.

2. Basilikum waschen, abtropfen lassen, Blättchen abzupfen und fein hacken.

3. Nun alle Zutaten in einen Mixer geben und sehr fein pürieren.

4. Mit Eiswürfeln gekühlt genießen.

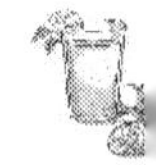

Tomaten-Gurken-Smoothie mit Kefir

Dauer: 10 Minuten

Portionen: Für eine Person

Zutaten:

- ½ Salatgurke
- 250 g Kirschtomaten
- 2 Bund Dill
- 100 ml Kefir
- 1 Prise Salz
- 1 Prise Pfeffer
- 1 Prise Chilipulver
- 3 Eiswürfel

So wird es gemacht:

1. Gurke schälen, waschen, längs halbieren, entkernen und das Fruchtfleisch in Würfel schneiden.

2. Kirschtomaten waschen und halbieren.

3. Dill waschen, abtropfen lassen, Blättchen abzupfen und fein hacken.

4. Nun alle Zutaten in einen Mixer geben und sehr fein pürieren.

5. Mit Eiswürfeln gekühlt genießen.

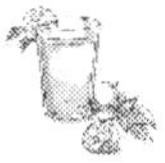

Heidelbeer-Skyr-Smoothie

Dauer: 5 Minuten

Portionen: Für zwei Personen

Zutaten:

- 200 g Heidelbeeren, TK
- 200 g Skyr
- 1 Banane
- 150 ml Wasser
- 2 EL Vanillezucker

So wird es gemacht:

1. Die Banane schälen und in Stücke schneiden.

2. Die Banane nun zusammen mit Heidelbeeren, Vanillezucker und Skyr in den Mixer geben, mit Wasser auffüllen und pürieren.

3. Die Smoothies in Gläser füllen und genießen.

Radieschen-Smoothie

Dauer: 5 Minuten

Portionen: Für zwei Personen

Zutaten:

- 250 Gramm Radieschen
- 1 Esslöffel Zitronensaft
- 250 ml Bio-Buttermilch
- 4 Eiswürfel
- Paprikapulver, edelsüß
- Salz

So wird es gemacht:

1. Als erstes die Radieschen säubern, den Strunk entfernen und kleinschneiden.

2. Nun die Radieschen zusammen mit der Buttermilch und dem Zitronensaft in den Mixer geben und pürieren.

3. Anschließend den Smoothie mit Salz und Paprikapulver abschmecken und mit Eiswürfeln in Gläser füllen.

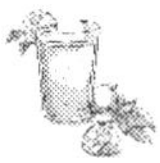

Brunnenkresse-Smoothie

Dauer: 15 Minuten

Portionen: Für zwei Personen

Zutaten:

- 150 g Brunnenkresse
- 1 kleine Zwiebel
- ½ Salatgurke
- 1 Esslöffel Zitronensaft
- 200 ml Mineralwasser
- 1 Prise Salz
- 1 Prise Pfeffer
- 3 Eiswürfel

So wird es gemacht:

1. Die Brunnenkresse waschen, abtropfen lassen und einige Blättchen beiseitelegen.

2. Die Zwiebel schälen, waschen und in feine Würfel schneiden.

3. Die Gurke schälen, waschen, längs halbieren, entkernen und in feine Würfel schneiden.

4. Nun alle Zutaten in einen Mixer geben und sehr fein pürieren.

5. Mit Salz und Pfeffer abschmecken. In Gläser verteilen und mit Kresse garnieren.

6. Mit Eiswürfeln gekühlt genießen.

Soja-Kresse-Mix mit Gurke

Dauer: 10 Minuten

Portionen: Für eine Person

Zutaten:

- ½ Beet Gartenkresse
- ½ Salatgurke
- 2 Teelöffel Paprikapulver
- 100 ml Sojadrink
- 1 Prise Salz
- 3 Eiswürfel

So wird es gemacht:

1. Die Kresse waschen, abtropfen lassen, vom Beet schneiden und in einen Standmixer geben.

2. Die Gurke schälen, waschen, längs halbieren, entkernen und in Würfel schneiden.

3. Nun alle Zutaten in den Mixer geben und zu einer homogenen Masse verarbeiten.

4. Zusammen mit den Eiswürfeln servieren und gekühlt genießen.

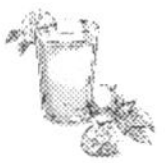

Pikanter Möhren-Cocktail mit Kapuzinerkresse

Dauer: 10 Minuten

Portionen: Für eine Person

Zutaten:

- ½ Bund Kapuzinerkresse
- 1 Clementine
- 100 ml Möhrensaft
- 100 ml Mineralwasser mit Kohlensäure
- 3 Eiswürfel

So wird es gemacht:

1. Die Kapuzinerkresse waschen, abtropfen lassen und grob hacken.

2. Die Clementine halbieren und komplett auspressen.

3. Saft, Kresse, Möhrensaft und Eiswürfel in einen Mixer geben und fein pürieren.

4. In einen Behälter umfüllen und Mineralwasser aufgießen.

5. Vermischen und anschließend genießen.

Exotischer Gurken-Drink mit Papaya und Orange

Dauer: 10 Minuten

Portionen: Für eine Person

Zutaten:

- ½ reife Papaya
- 1 kleine Gurke
- 2 kleine Orangen
- 3 Eiswürfel

So wird es gemacht:

1. Die Papaya schälen, das Fruchtfleisch in grobe Würfel schneiden und mit den Kernen zusammen in einen Mixer geben.

2. Die Gurke schälen, waschen, halbieren, entkernen und in den Mixer geben.

3. Die Orangen schälen, von der weißen Haut befreien und in dicke Scheiben schneiden. Ebenfalls in den Mixer geben.

4. Anschließend alles sehr fein pürieren.

5. Mit Eiswürfeln gekühlt genießen.

Gurken-Drink mit Wasabi

Dauer: 10 Minuten

Portionen: Für eine Person

Zutaten:

- 2 Bund Dill
- 1 Stück Gurke
- 1 Prise Salz
- 1 Teelöffel Wasabi Pasta
- 1 Prise weißer Pfeffer
- 50 ml Milch

So wird es gemacht:

1. Dill waschen, abtropfen lassen, Blättchen abzupfen und fein hacken.

2. Gurke schälen, waschen, längs halbieren, entkernen und in mundgerechte Stücke schneiden.

3. Nun alle Zutaten in einen Mixer geben und sehr fein pürieren.

4. Mit Salz und Pfeffer abschmecken und genießen.

Schlusswort

Der Bauch ist für viele Frauen eine Problemzone, und für viele Frauen steht ein flacher und straffer Bauch ganz oben auf der Hitliste ihrer Figur-Ziele. Denn wir alle wollen uns wohlfühlen und lieber bewundert als bemitleidet werden.

Durch die richtigen Übungen, Disziplin und die richtige Ernährung kannst auch du es schaffen und deinem Ziel immer näherkommen – und nicht nur dein Aussehen, sondern auch dein Wohlbefinden und deine Gesundheit profitieren von einem flachen Bauch.

Wir alle haben (vermutlich) nur ein Leben, und jedes Einzelne ist es wert, um daraus etwas Schönes und Besonderes zu kreieren. Die körperliche Verfassung und die Gesundheit spielen hierbei eine wichtige Rolle, um unsere Leistungsfähigkeit, unser Glück und unsere Lebensfreude zu erschaffen.

Ich hoffe, dass ich mit den genannten Übungen und den leckeren Rezepten bei der Umsetzung deiner Ziele beitragen konnte und freue mich, wenn du spätestens in einigen Wochen beim Blick in den Spiegel einen Freudensprung machst!

Ich wünsche dir alles Gute und viel Erfolg!

Haftungsausschluss

Die Informationen in diesem Buch wurden mit großer Sorgfalt zusammengestellt. Für die Richtigkeit und Vollständigkeit kann gleichwohl keine Gewähr übernommen werden. Aus diesem Grund ist jegliche Haftung für eventuelle Schäden im Zusammenhang mit der Nutzung des Informationsangebots ausgeschlossen.

Impressum

1. Auflage

Kontakt: Samira Eger, c/o AutorenServices.de, Birkenallee 24, 36037 Fulda
E-Mail: samira-eger@e.mail.de
Covergestaltung: Samira Eger
Coverfoto: depositphotos.com

Printed in Poland
by Amazon Fulfillment
Poland Sp. z o.o., Wrocław

69372389R00082